华西医学大系

解读"华西现象"

讲述华西故事

展示华西成果

周围血管疾病护理

ZHOUWEI XUEGUAN JIBING HULI

主 编 廖 燕 东爱华 李红霞

四川科学技术出版社

·成都·

图书在版编目（CIP）数据

周围血管疾病护理 / 廖燕, 东爱华, 李红霞主编.
成都：四川科学技术出版社, 2024. 11.--（华西医学
大系）. -- ISBN 978-7-5727-1595-2

Ⅰ. R473.5

中国国家版本馆CIP数据核字第2024KU8127号

周围血管疾病护理

主　编　廖　燕　东爱华　李红霞

出 品 人　程佳月
责任编辑　兰　银
助理编辑　王天芳
封面设计　经典记忆
责任出版　欧晓春
出版发行　四川科学技术出版社
　　　　　地　　址　成都市锦江区三色路238号　邮政编码：610023
成品尺寸　156 mm × 236 mm
印　　张　16.75　字　数　260 千
印　　刷　成都兴怡包装装潢有限公司
版　　次　2024年11月第1版
印　　次　2024年12月第1次印刷
定　　价　78.00元
ISBN 978-7-5727-1595-2

《华西医学大系》顾问

《华西医学大系》编委会

《华西医学大系》总序

　　由四川大学华西临床医学院/华西医院（简称"华西"）与新华文轩出版传媒股份有限公司（简称"新华文轩"）共同策划、精心打造的《华西医学大系》陆续与读者见面了，这是双方强强联合，共同助力健康中国战略、推动文化大繁荣的重要举措。

　　百年华西，历经120多年的历史与沉淀，华西人在每一个历史时期均辛勤耕耘，全力奉献。改革开放以来，华西励精图治、奋进创新，坚守"关怀、服务"的理念，遵循"厚德精业、求实创新"的院训，为践行中国特色卫生与健康发展道路，全心全意为人民健康服务做出了积极努力和应有贡献，华西也由此成为了全国一流、世界知名的医（学）院。如何继续传承百年华西文化，如何最大化发挥华西优质医疗资源辐射作用？这是处在新时代站位的华西需要积极思考和探索的问题。

　　新华文轩，作为我国首家"A+H"出版传媒企业、中国出版发行业排头兵，一直都以传承弘扬中华文明、引领产业发展为使命，以坚持导向、服务人民为己任。进入新时代后,新华文轩提出了坚持精准出版、精细出版、精品出版的"三精"出版发展思路,全心全意为推动我国文化发展与繁荣做出了积极努力和应有贡献。如何充分发挥新华文轩的出版和渠道优势,不断满足人民日益增长的美好生活需要?这是新华文轩一直以来积极思考和探索的问题。

基于上述思考,四川大学华西临床医学院/华西医院与新华文轩出版传媒股份有限公司于2018年4月18日共同签署了战略合作协议,启动了《华西医学大系》出版项目并将其作为双方战略合作的重要方面和旗舰项目,共同向承担《华西医学大系》出版工作的四川科学技术出版社授予了"华西医学出版中心"铭牌。

人民健康是民族昌盛和国家富强的重要标志,没有全民健康,就没有全面小康,医疗卫生服务直接关系人民身体健康。医学出版是医药卫生事业发展的重要组成部分,不断总结医学经验,向学界、社会推广医学成果,普及医学知识,对我国医疗水平的整体提高、对国民健康素养的整体提升均具有重要的推动作用。华西与新华文轩作为国内有影响力的大型医学健康机构与大型文化传媒企业,深入贯彻落实健康中国战略、文化强国战略,积极开展跨界合作,联合打造《华西医学大系》,展示了双方共同助力健康中国战略的开阔视野、务实精神和坚定信心。

华西之所以能够成就中国医学界的"华西现象",既在于党政同心、齐抓共管,又在于华西始终注重临床、教学、科研、管理这四个方面协调发展、齐头并进。教学是基础,科研是动力,医疗是中心,管理是保障,四者有机结合,使华西人才辈出,临床医疗水平不断提高,科研水平不断提升,管理方法不断创新,核心竞争力不断增强。

《华西医学大系》将全面系统深入展示华西医院在学术研究、临床诊疗、人才建设、管理创新、科学普及、社会贡献等方面的发展成就；是华西医院长期积累的医学知识产权与保护的重大项目，是华西医院品牌建设、文化建设的重大项目，也是讲好"华西故事"、展示"华西人"风采、弘扬"华西精神"的重大项目。

《华西医学大系》主要包括以下子系列。

①《学术精品系列》：总结华西医（学）院取得的学术成果，学术影响力强。②《临床实用技术系列》：主要介绍临床各方面的适宜技术、新技术等，针对性、指导性强。③《医学科普系列》：聚焦百姓最关心的、最迫切需要的医学科普知识，以百姓喜闻乐见的方式呈现。④《医院管理创新系列》：展示华西医（学）院管理改革创新的系列成果，体现华西"厚德精业、求实创新"的院训，探索华西医院管理创新成果的产权保护，推广华西优秀的管理理念。⑤《精准医疗扶贫系列》：包括华西特色智力扶贫的相关内容，旨在提高贫困地区基层医院的临床诊疗水平。⑥《名医名家系列》：展示华西人的医学成就、贡献和风采，弘扬华西精神。⑦《百年华西系列》：聚焦百年华西历史，书写百年华西故事。

我们将以精益求精的精神和持之以恒的毅力精心打造《华西医学大系》，将华西的医学成果转化为出版成果，向西部、全国乃至海外传播，提升我国医疗资源均衡化水平，造福更多的患者，推动我国全民健康事业向更高的层次迈进。

《华西医学大系》编委会

2018 年 7 月

前　言

周围血管疾病涵盖了多种影响全身各部位动脉和静脉系统的病变，其病症多样且可能对患者的生活质量产生深远影响，其治疗与康复不仅需要专业的医疗手段，也离不开全面而细致的家庭及日常护理支持。

本书全面详尽地解析了各类周围血管疾病的病因、病理过程及临床表现，帮助读者深入理解疾病本质；提供了详细的诊断流程、治疗方法，以及针对不同疾病阶段的个体化护理策略。全书着重强调日常生活中的自我管理与护理技巧，包括但不限于疼痛控制、皮肤护理、运动康复指导、合理膳食建议以及生活习惯调整；强调定期病情监测的重要性，指导读者如何进行自我观察并及时就医复查；推广科学的预防理念，倡导健康生活方式，降低周围血管疾病的发生风险。

本书旨在以通俗易懂的语言，结合最新的医学研究成果和临床实践经验，为读者提供全方位的疾病认知、预防、诊疗及护理知识。帮助患者战胜病魔，助力家属更好地参与照护工作，并为专业护理人员提供实用的操作指引。我们期待通过共同学习与实践，携手提升周围血管疾病患者的治疗效果和生活质量。

医学知识是不断发展和更新的，因此，我们会在后续的工作中，不断更新和完善本书，以确保其内容的准确性和实用性。

最后，我们要感谢所有为编写本书付出努力的同人们，也要感谢每一位阅读本书的患者、家属和专业护理人员。愿每一位读者都能从中受益，愿患者早日康复！

编者

2024年4月

目　录

第一章
血管外科一般护理常规

一、术前护理

（一）健康评估与病史采集

（1）收集详细的健康史，包括疾病的发展过程、既往手术史、用药史（特别是抗凝、抗血小板药物）、过敏史及家族遗传病史。

（2）评估患者的全身状况，如高血压、糖尿病、高血脂、心肺功能等。

（3）注意了解患者有无出血倾向或凝血障碍，必要时进行相应的实验室检查，如血常规、凝血常规、肝肾功能等。

（二）准备相关检查

（1）安排必要的影像学检查，如超声、磁共振血管造影（MRA）或计算机体层血管造影（CTA）等，以充分了解病变情况。

（2）进行碘过敏试验，为可能需要的造影剂注射做好准备。

（三）心理护理

做好心理疏导工作，减轻患者的焦虑紧张情绪，详细解释手术的目的、过程和预期效果，增强其对手术的信心。对于情绪极度紧张的患者，可考虑提供适当的心理干预或镇静安眠药物。

（四）疼痛护理

（1）疼痛评估。采用标准化的疼痛评估工具（如视觉模拟评分法、面部表情疼痛评分量表、数字分级评分法等）定期评估患者的疼痛程度。记录疼痛性质、部位、持续时间及诱发或缓解因素。

（2）对于缺血、缺氧引起的疼痛，可将患肢下垂来缓解疼痛。对于静脉回流不畅引起的疼痛，可通过抬高患肢来减轻疼痛，同时避免冷、热刺激。遵医嘱使用血管扩张剂及利尿剂等，并观察药物疗效及有无不良反应。

（五）感染控制

（1）注意预防呼吸道感染，指导患者做口腔卫生保健。

（2）检查并治疗患者可能存在的感染灶，包括皮肤感染或局部炎症，以降低手术部位感染的风险。

（六）功能训练

（1）教会患者床上大小便技巧，避免因术后活动受限导致尿潴留或便秘。

（2）指导患者进行深呼吸、咳嗽练习，以预防肺部并发症，如肺炎或肺不张。

（3）训练患者进行下肢踝泵运动，以减少术后下肢深静脉血栓形成（DVT）的可能性。

（七）身体准备

（1）关注患者的营养状况，调整饮食结构，保证充足的蛋白质、碳水化合物和维生素摄入，同时根据病情需要限制盐分和脂肪摄入。

（2）嘱患者戒烟戒酒，改变患者的生活习惯。烟中含有尼古丁，尼古丁不仅会引起血管收缩，而且会使心率增快，对血管系统造成较大损伤。戒烟还可以降低术后排痰困难、呼吸道阻塞甚至窒息的危险性。

（八）血管腔内手术治疗特殊护理

（1）评估过敏史，询问患者有无对比剂或其他药物过敏史。

（2）评估肢体一般情况，向患者和家属解释血管腔内手术经动脉/静脉入路（如股动脉/静脉、肱动脉等）可能出现的肢体并发症，定期评估患者的肢体皮肤温度（简称皮温）、皮肤颜色、动脉搏动、肢体活动、疼痛等情况。

（3）水化治疗，向患者及家属详细介绍水化治疗的方案及重要性，嘱其术前、术后多饮水，以不出现腹胀为宜。配合医生记录24小时出入量。

（九）术前准备

1.皮肤准备

（1）血管外科的手术伤口多属于Ⅰ类伤口，即清洁或无菌伤口。为保证术后伤口的顺利愈合，术前应做好手术区皮肤的准备工作。血管腔内介入治疗行双侧腹股沟区及会阴部备皮。

（2）肢端慢性溃疡和坏疽的准备。慢性溃疡需长期外科换药，待创面感染控制、新鲜肉芽组织生长后才能手术。干性坏疽部位应保持干燥以免继发感染。

2.患者自身准备

（1）术前一日晚餐应清淡、易消化，不宜过饱。

（2）局部麻醉（简称局麻）手术患者，术前可正常饮食，无须禁食禁饮，适当减少进食量。

（3）全身麻醉（简称全麻）手术患者，术前6~8小时禁食（之前可进食淀粉类固体食物，如馒头、米饭、南瓜、土豆）、2小时禁饮（之前可进食无渣流质饮食，如清水、糖水、无渣果汁）。

（4）禁食禁饮期间，患者常规使用的降糖药物暂不使用，以免发生低血糖，常规口服的降血压药物可饮少量水服用。如有头晕、出冷汗、饥饿感等表现应及时处理。

（5）术前一天指导患者沐浴或擦浴，更换干净的患者服。

（6）嘱患者修剪指甲，拭去指甲油、口红，剃掉胡须。

（7）嘱患者取下活动性义齿、眼镜、发夹、手表、首饰等物品，长发患者可将头发编于两侧。

3.护理人员准备

备好手术需要的病历、影像学资料，检查手术标记是否标识清楚，与手术室接诊人员仔细核对，做好交接。

4.病房环境准备

（1）维持病房环境整洁舒适，保持适宜的温度和湿度，定时通风换气。

（2）患者接入手术室后铺好麻醉床，必要时备好心电监护仪、吸氧装置等。

二、术后护理

（一）心理护理

关注患者的心理状况，提供必要的心理支持，帮助他们适应手术后的生活改变，增强康复信心。鼓励和安慰患者，缓解患者的焦虑紧张情绪，重视患者主诉，及时解答患者疑问，减轻患者的术后不适。

（二）饮食指导

根据手术类型和麻醉方式提供合理的饮食指导，如患者全麻术后若意识清醒，一般情况好，术后6小时可少量饮水，如无不适，初期进食清淡、易消化的食物，后期逐步过渡到高蛋白、高维生素、低脂饮食，保证充足的营养摄入，促进伤口愈合和身体恢复。行血管腔内介入治疗的患者如心功能正常，术后应多饮水，以利于对比剂排出。

（三）疼痛管理

观察患者疼痛的部位、性质及程度，当弹力绷带包扎过紧时，应适当调整，解除其对患肢的压迫。指导患者正确运用疼痛评分量表，并指导其采用深呼吸、放松训练等方式缓解疼痛。必要时遵医嘱给予镇痛药物，如非甾体抗炎药、麻醉药等。若使用镇痛泵，应妥善固定，防止镇痛泵脱落。做好疼痛的评估与用药的观察，及时进行反馈。

（四）患者体位

（1）在患者尚未清醒时，应取平卧位，头偏向一侧。颈部血管重建术者，头部置于正中位。

（2）在四肢动脉重建后，应取平卧位或低卧位，患侧肢体安置在水平位置，避免关节过度挤压、血管扭曲。

（3）所有肢体静脉手术、静脉动脉化手术及截肢术后均需抬高患肢，使肢端高于心脏平面30°，便于静脉回流。

（4）行血管腔内手术患者术后穿刺侧肢体应伸直，一般静脉穿刺/切开肢体伸直6～12小时，动脉穿刺/切开肢体伸直12～24小时。肢体保持伸直期间，在无伤口出血的情况下，可适当增加翻身频率，但翻身时应确保穿刺侧伸直。是否用沙袋加压要根据患者伤口的情况、患者的病情和医生对于患者局部伤口的处理而定。如需压迫，可用1 kg左右沙袋压迫穿刺部位6～8小时。如使用血管封堵器、血管缝合器、外置式止血压迫装置，则根据说明书和患者具体情况指导患者活动。

（五）活动指导

对于下肢静脉曲张的患者，一般鼓励术后早期下床活动，指导患者早期开始床上踝泵运动，根据恢复情况逐渐增加肢体活动，避免长时间卧床导致血流淤滞。动脉取栓术后一般卧床3天，以防动脉吻合口出血。动脉转流术后应卧床1～2周。在介入手术后应保持穿刺肢体伸直，卧床24小时。跨关节的血管移植术后关节需制动2周，避免剧烈活动。

（六）用药指导

告知患者术后用药的名称、作用、给药方式、剂量、给药次数、可能发生的不良反应和服药期间的注意事项。在动静脉血栓取栓术或动脉内膜切除术后，均需应用抗凝治疗，以防继发血栓形成。在使用抗凝药物时，注意观察有无出血倾向，定期监测凝血功能。

（七）病情观察

1.生命体征观察

手术后24～48小时严密监测患者的血压、心率、呼吸频率、血氧饱和度等生命体征。对合并心肺功能不全者，应定时测量血压、脉搏、呼吸频率、血氧饱和度等指标。意识的观察对颈部大血管手术极为重要，当出现意识改变时，应观察是否有脑动脉血栓形成或栓塞，并及时处理。观察体温变化，特别是支架置入后综合征的发热，向患者解释此症状会逐渐好转，不必担忧。术后应保持血压稳定，主动脉夹层、腹主动脉瘤术后的患者，继续控制血压，以防止复发和血管破裂。

2.血管通畅度观察

下肢血管手术后需密切观察患肢的颜色、温度、感觉和足背动脉搏动情况，预防DVT及肢体缺血。动脉或静脉重建术后必须仔细观察肢体的血液循环状况，术后除及时行抗凝治疗外，应重视患者的主诉，密切观察有无血栓形成的临床表现。

3.手术伤口观察

观察伤口是否有渗血、红肿、脓性分泌物等症状，保持伤口敷料干燥清洁，必要时更换敷料。定期检查伤口愈合情况，执行正确的换药方法，如使用抗生素溶液清洗或涂抹外用药膏等。若伤口出血，应立即通知医生。

4.并发症的观察及护理

（1）预防出血。指导患者协助观察伤口有无渗血、伤口局部有无肿块，如出现伤口疼痛、周围皮肤颜色变化、敷料渗满血液等情况，及时告知医护人员。

（2）预防感染。指导患者如出现发热、伤口疼痛等不适，及时告知医护人员。预防感染的主要措施包括做好口腔卫生、皮肤护理和穿刺点护理等。

（3）防止深静脉血栓和肺栓塞。遵医嘱应用抗凝药物或穿戴弹力袜等。

（八）行血管腔内手术患者术后特殊护理

（1）观察有无栓塞后反应，如出现疼痛、发热、恶心、呕吐，根据医嘱给予对症处理。

（2）告知患者术中对比剂的使用可能会对肾功能造成一定的影响，在无禁忌证情况下术后多饮水，观察尿液的颜色、性质和量，若出现少尿、无尿、腰部疼痛，及时告知医护人员。

（3）术后常见的并发症主要是指血管损伤、夹层形成、血栓形成、出血、假性动脉瘤形成等，应观察穿刺部位有无出血、皮下淤血、压痛及局部搏动性肿块，观察有无腹痛、黑便或呕血等腹膜后及胃肠道出血表现，观察有无小腿肿胀、患肢疼痛、皮肤颜色苍白及远端动脉搏动减弱或消失等表现。

（李红霞　余娜）

第二章
静脉疾病

第一节　原发性下肢浅静脉曲张

原发性下肢浅静脉曲张是指下肢浅静脉系统，特别是大隐静脉和小隐静脉，因多种因素如静脉瓣膜功能不全、先天性静脉壁薄弱、下肢静脉压增高等，静脉内血液倒流，远端静脉淤滞，继而病变静脉壁扩张、变性，出现不规则膨出和扭曲，但没有明显的继发性病因（如深静脉阻塞、动静脉瘘、血管畸形）的血管疾病。这是一种常见的周围血管疾病，这种疾病通常与年龄、遗传、性别、职业等因素有关，多发于久坐、久站、重体力劳动的人群，发病率女性略高于男性，且随着时间的推移，症状可能会逐渐加重。此病症状可见，诊断容易，治疗手段多种多样。

一、病因

原发性下肢浅静脉曲张的病因是一个复杂的多因素相互作用的过程，既有先天性因素的作用，也有后天性因素的影响。

（一）先天性因素

（1）静脉瓣膜发育不良。静脉瓣膜位于浅静脉内，负责控制血液单向流动，防止血液倒流。原发性下肢浅静脉曲张患者往往存在瓣膜结构上的先天性缺陷，如瓣膜数目不足、瓣膜位置异常、瓣膜功能不全等，这些都会导致在患者站立时血液从近心端向远心端反流，进而增加静脉内压力，诱发静脉曲张。

（2）静脉壁弹力纤维缺乏或减少。静脉壁维持正常弹性和顺应性依赖于弹力纤维网络，当先天性弹力纤维发育不全或数量减少时，静脉壁在承受高压时难以维持原有的形态，易发生扩张。

（3）遗传因素。原发性下肢浅静脉曲张有明显的家族聚集性。遗传因素可能通过影响静脉瓣膜的结构和功能、静脉壁的弹性和其他未知机制来发挥作用。

（二）后天性因素

（1）久坐或久站。长期保持其中一种姿势，特别是在没有适时休息和改变体位的情况下，下肢静脉受到持续压力，静脉血液回流速度减慢，静脉内压力持续增高，这将加剧瓣膜功能障碍，进一步促进浅静脉曲张的发展。

（2）缺乏运动。缺乏运动不利于下肢血液循环，可能增加浅静脉曲张的发生风险。

（3）职业与生活习惯。某些职业如教师、护理人员、售货员等需长时间站立的职业，或者久坐办公人群，因下肢血液循环受阻而易患病。

（4）年龄和性别。随着年龄增长，静脉壁的弹性和瓣膜的功能可能会自然衰退，女性则由于激素影响（如妊娠期、月经期激素的改变）和多次妊娠，浅静脉曲张发病率相对较高。

（5）肥胖。过重的身体负荷会加大下肢静脉的压力，增加浅静脉曲张的发生风险。

（6）其他疾病影响。虽然原发性下肢浅静脉曲张并不直接由其他疾病引起，但腹腔内压力增高（由肝硬化、慢性便秘、长期慢性咳嗽等引起或处于妊娠后期）或盆腔内占位性病变，以及服用激素（如口服避孕药影响静脉收缩功能）等，可能间接影响下肢静脉回流，从而加重已有的浅静脉曲张状况。

二、病理

原发性下肢浅静脉曲张疾病的病理演变过程主要围绕静脉瓣膜功能障碍和静脉壁结构改变展开，其核心病理特点是静脉回流障碍引发的一系列连锁反应。

（1）静脉瓣膜功能不全。静脉瓣膜的作用是保证血液在静脉系统中朝着心脏方向单向流动，防止血液回流。原发性下肢浅静脉曲张起始阶段，瓣膜结构可能发生松弛、破损或功能失调，导致在患者站立时血液不能有效地克服重力向上回流，反而在瓣膜处产生反流现象。

（2）静脉内压力增高。瓣膜功能障碍导致静脉内血液回流受阻，静脉内压力持续上升，静脉壁在长期高压状态下遭受损害，弹力纤维和胶原纤维逐渐萎缩、断裂，静脉壁失去原有的弹性，变得松弛无力。

（3）静脉扩张与曲张。随着静脉壁弹性的丧失，静脉开始扩张，尤其是在承受较大压力的部位，如大腿内侧的大隐静脉和小腿的小隐静脉。静脉壁在持续高压下进一步扭曲、变形，形成典型的静脉曲张，即静脉像蚯蚓一样隆起于皮肤表面，呈现青紫色或暗红色。

（4）血液淤滞与组织改变。在浅静脉曲张后，血液在下肢静脉内的淤滞时间延长，容易形成微血栓，同时静脉壁通透性增加，导致红细胞、白细胞和蛋白质等物质渗入周围组织，引发炎症反应和组织水肿。长期淤血还可能导致皮肤色素沉着、湿疹、瘙痒、硬化，甚至并发慢性静脉性溃疡。

（5）侧支循环建立。为补偿主干静脉回流受阻，下肢浅静脉系统会出现代偿性侧支循环建立，但这并不能完全解决血液回流问题，反而可能加剧浅静脉曲张。

三、临床表现

原发性下肢浅静脉曲张的临床表现具有多样性，通常与疾病的严重程度和进展速度有关。主要体现在以下几个方面。

（1）静脉扩张和扭曲。最为直观的表现是下肢浅静脉的形态改变，表现为静脉增粗、延长、纤曲，如同蚯蚓般盘踞在皮肤下，颜色可为青紫色或暗红色，部分区域静脉突出明显，触摸有硬结感。

（2）肢体症状。患者常诉下肢沉重感、乏力，特别是长时间站立或行走后症状加重，休息后有所缓解。随着病情进展，可能出现下肢肿胀（傍晚较明显），部分患者感觉下肢疼痛、痉挛，局部皮温增高。

（3）皮肤改变。随着浅静脉曲张进展，皮肤可出现色素沉着，表现为下肢皮肤变黑，尤以踝关节周围明显，部分患者伴发湿疹样皮炎，皮肤干燥、瘙痒，严重者可能出现皮肤硬化综合征。

（4）慢性溃疡。在严重的情况下，下肢浅静脉曲张可能导致慢性静脉性溃疡，常见于足跟、内外踝附近，溃疡面愈合缓慢且易复发。

（5）其他直接相关症状。部分患者病变下肢可能出现夜间抽筋、麻木、刺痛等神经症状，尤其在夜间睡眠时症状加重。

（6）并发症症状。浅静脉曲张可引起静脉血栓形成、静脉炎等并发症，表现为相应的症状。

四、辅助检查

原发性下肢浅静脉曲张疾病的辅助检查是确诊和评估疾病严重程度的重要手段。

（一）体格检查

（1）视诊。观察下肢静脉的扩张程度和扭曲情况，以及皮肤的颜色、纹理，查看是否有毛细血管扩张、色素沉着、溃疡等皮肤改变。

（2）触诊。触摸下肢静脉的质地、弹性，以及是否存在压痛或硬结。

（二）特殊检查

1.大隐静脉瓣膜功能试验（Trendelenburg试验，即屈氏试验）

1）患者准备

患者仰卧于检查床上，暴露待检查的下肢。

将患肢抬高至超过心脏水平，以尽可能排空浅静脉中的血液。

2）止血带的应用

在大腿根部，也就是腹股沟下方，绑扎一根适当的止血带，压力要适中，既要能阻断大隐静脉血液回流，又不能影响到深静脉血液回流。

也可在腹股沟处用手指（如拇指）轻轻按压隐静脉裂孔，以临时阻断大隐静脉血液回流。

3）站立观察

（1）让患者保持站立姿势。

（2）松开止血带，立即（一般是10~35秒）观察大隐静脉的变化。

4）结果判断

（1）若在松开止血带后短时间内，大隐静脉自上而下迅速充盈，表明大隐静脉瓣膜功能不全。

（2）若大隐静脉充盈缓慢或没有明显自上而下的反流，则表示大隐静脉瓣膜功能相对正常或者交通支瓣膜有问题。

5）注意事项

（1）检查前确保患者充分休息，避免饮食和睡眠对检查结果造成影响。

（2）止血带的使用应确保安全、准确，避免过紧造成局部压迫性损伤。

（3）在检查过程中要密切观察患者反应，一旦出现不适，应及时终止检查。

（4）结果解读应结合患者临床症状和其他检查手段，如超声检查，进行全面评估。

6）临床意义

通过大隐静脉瓣膜功能试验，可以初步判断下肢浅静脉回流系统的瓣膜功能状况，为制定后续的治疗方案提供参考依据。对于存在浅静脉曲张的患者，这一检查尤为重要，因为它可以帮助鉴别原发性大隐静脉瓣膜功能不全和深静脉系统存在问题。

2.深静脉通畅试验（Perthes试验，即潘氏试验）

1）患者准备

（1）患者仰卧，充分放松下肢，暴露待检查的下肢。

（2）医护人员首先按摩患者的小腿肌肉，目的是挤压小腿肌肉内的静脉，促进静脉血液向心脏方向流动。

2）加压包扎

（1）使用血压计袖带或专用压力绷带，将大腿根部加压至高于收缩压50 mmHg①左右，保持数分钟（一般2～5分钟）。

（2）这个过程是为了暂时阻断浅静脉的血液回流，迫使深静脉承担更多的回流任务。

3）观察与释放压力

（1）解除加压包扎后，迅速观察小腿和足背的静脉充盈情况。

（2）如果深静脉通畅，在解除加压后，小腿和足背的静脉会在短时间内迅速充满血液，皮肤色泽恢复正常。

（3）如果深静脉不通畅［如存在深静脉血栓（DVT）］，解除加压后，静脉充盈延迟或不充盈，皮肤色泽可能仍保持苍白或苍黄。

4）注意事项

（1）本试验阴性并不能完全排除DVT的可能，尤其是急性期或近端深静脉血栓。

（2）在进行此项检查时需结合患者临床表现、体格检查结果及其他辅助检查（如超声检查、D-二聚体检测）共同判断。

5）临床意义

深静脉通畅试验作为一种简便快捷的床旁检查方法，对于早期识别下

———————
① 1 mmHg≈0.133 kPa。

肢深静脉系统的功能异常具有一定价值。如果试验结果显示阳性，提示可能存在DVT或深静脉瓣膜功能不全等问题，需要进一步行影像学检查来确诊。然而，此试验的敏感性和特异性有限，不能作为单一的诊断依据。

3.交通静脉瓣膜功能试验（Pratt试验）

1）患者准备

（1）患者仰卧，双腿放松，暴露待检查的下肢。

（2）医护人员先对患者下肢进行一次基本的静脉曲张和水肿的体格检查。

2）压力施加

（1）在小腿靠近脚踝处，使用手指或器械对浅静脉施加适度压力，使之暂时瘪陷。

（2）在大腿根部（腹股沟区域）用手指轻轻按压大隐静脉的入口处，阻断大隐静脉的血液回流。

3）观察与释放压力

（1）观察在持续按压的情况下，小腿的浅静脉是否迅速充盈，若充盈则说明交通静脉瓣膜功能不全，血液可以通过交通静脉反流入浅静脉。

（2）放松对脚踝处浅静脉的压力，观察静脉能否迅速排空，若不能，则可能提示交通静脉瓣膜功能异常。

4）注意事项

（1）检查时应温和操作，避免过度按压导致患者不适或误判。

（2）此试验仅作为临床评估的一部分，不能单独作为诊断依据，需结合临床表现，以及超声检查等辅助检查结果做出诊断。

5）临床意义

交通静脉瓣膜功能试验对于诊断下肢静脉疾病及制定相应的治疗方案具有重要意义。瓣膜功能异常会导致血液在站立时从深静脉经交通静脉反流至浅静脉，增加浅静脉压力，从而加重浅静脉曲张症状，甚至引发皮肤改变和溃疡等并发症。因此，准确评估交通静脉瓣膜功能对于预防和治疗下肢静脉疾病至关重要。

（三）超声检查

（1）彩色多普勒超声检查，是诊断原发性下肢浅静脉曲张最重要的无创性检查方法。可以清晰显示静脉瓣膜的形态和功能，判断静脉血液反流的情况，测量静脉直径和血流速度，确定病变的部位、范围和程度，还可以检测深静脉是否存在病变。

（2）二维超声（B超），通过高频声波成像，观察静脉的形态、结构和血流情况，评估静脉瓣膜功能。

（四）下肢静脉造影

在必要时，可采用下肢静脉造影来详细评估静脉瓣膜关闭不全的位置、程度和范围，了解整个下肢静脉系统的回流情况，包括深静脉和交通静脉的功能状态。但由于其是有创性检查，所以目前较少用于初次筛查或轻度浅静脉曲张的诊断。

（1）顺行造影，通过注入造影剂，观察下肢静脉的显影情况，评估静脉的通畅性和瓣膜功能。

（2）逆行造影，通过穿刺静脉，逆行注入造影剂，更详细地观察静脉瓣膜功能和反流情况。

（五）计算机体层扫描静脉成像（CTV）或磁共振静脉成像（MRV）

对于复杂或疑似合并深静脉病变的患者，可利用这两种高级影像学检查来获取更精确的静脉解剖结构和血流动力学信息。

（六）体积描记仪或光电容积描记仪

体积描记仪或光电容积描记仪用于测定下肢静脉容量、流量和压力，评估静脉回流功能，主要用于科研或评估治疗效果。

五、下肢浅静脉曲张评估

目前，国际上评价慢性静脉疾病严重程度及治疗效果的权威方法和标准主要有CEAP分类和VCSS评分。

（一）CEAP 分类

CEAP分类是用于评估下肢慢性静脉疾病的标准化分类工具，它提供了对患者病情的全面描述和量化分级，以便于临床诊断、治疗决策、病例报告及疗效评估。该系统由以下几个核心组成部分构成。

1.临床表现

标记为字母C，代表了疾病的外在症状和体征。根据严重程度，临床表现被分为不同等级。

C_0：无可见静脉疾病症状，可能有主观症状（如腿部不适）或隐匿性血栓形成史，但无明显临床体征。

C_1：毛细血管扩张或网状静脉扩张，表现为皮肤表面的细小血管扩张，通常无症状或仅有轻微不适。

C_2：静脉曲张，浅静脉明显扩张、扭曲，形成肉眼可见的蚯蚓状突起。

C_3：水肿，表现为踝部及小腿的可凹陷性水肿。

C_4：皮肤变化，包括色素沉着、湿疹、皮肤硬化（纤维化）、白色萎缩等。

C_5：愈合的溃疡，指曾有过静脉性溃疡，现已愈合，但留下了瘢痕或其他痕迹。

C_6：活动性溃疡，指当前存在未愈合的静脉性溃疡。

C_s：出现并发症状，包括下肢酸、胀、痛、皮炎、沉重感、肌肉痉挛及其他由静脉功能障碍引起的不适。

C_A：无并发症状。

2.病因

标记为字母E，用于区分导致下肢静脉功能不全的不同原因。

E_c：先天性，指由遗传或出生时就存在的静脉结构异常引起的静脉功能不全。

E_p：原发性，指非先天性且无明确继发因素的静脉瓣膜功能不全，如单纯性大隐静脉曲张。

E_s：继发性，指有明确病因如静脉血栓形成、静脉创伤、外部压迫（如肿瘤、淋巴结肿大）或系统性疾病［如血栓后综合征（PTS）、神经源性水肿］所导致的静脉功能障碍。

E_n：未发现静脉原因。

3.解剖部位

标记为字母A，描述受影响的静脉系统部位。

A_s：浅静脉，涉及大隐静脉、小隐静脉及其分支。

A_d：深静脉，包括股静脉、腘静脉、腓静脉、胫前/后静脉及其分支。

A_p：交通静脉，即连接浅静脉与深静脉的交通支。

A_n：无明确的静脉病变位置。

解剖部位可以是单一的，也可以是多个同时受累。

4.病理

标记为字母P，反映静脉系统的功能异常。

P_r：反流，静脉血液向心流动时出现反流现象，通常是由于瓣膜功能不全。

P_o：阻塞，静脉内或静脉壁的病变导致血流受阻。

$P_{r,\ o}$：反流与阻塞同时存在。

P_n：未发现明确的病理生理学异常。

在实际应用中，一个患者的下肢慢性静脉疾病状况可以用CEAP代码完整表示，如"$C_3E_sA_sP_r$"表示患者有水肿（C_3级）的临床表现，病因是继发性（E_s），解剖上主要影响浅静脉（A_s），并伴有静脉反流（P_r）。这样的编码有助于医生精确记录病程进展、制定个体化治疗方案，并便于在科研及医疗交流中对病例进行准确描述和比较。

（二）VCSS评分

VCSS评分是一种用于量化评估下肢慢性静脉疾病（如静脉曲张）临床严重程度的工具。它通过对一系列与静脉功能不全相关的症状和体征进行详细评分，以总分的形式反映患者病情的严重程度。以下是VCSS评分的主要组成部分及其评分标准。

1.疼痛或其他不适（如疼痛、沉重、疲劳、酸痛、灼烧感）

0分：无疼痛。

1分：偶有疼痛，活动不受限，无须使用镇痛药。

2分：每天出现中度疼痛，活动受限。

3分：每天出现重度疼痛，活动严重受限，需要使用镇痛药。

2.静脉曲张

0分：无静脉曲张。

1分：少量散在单支静脉/静脉丛曲张，或局限于踝部。

2分：多发，静脉曲张局限于小腿或大腿。

3分：多发，静脉曲张广泛累及小腿及大腿。

3.静脉性水肿

0分：无水肿。

1分：水肿局限于足踝部。

2分：水肿累及踝以上且在膝部以下。

3分：水肿累及膝部及以上。

4.色素沉着（除曲张静脉局部外，并排除其他非静脉因素）

0分：无色素沉着或局限于曲张静脉局部。

1分：色素沉着局限于足踝部。

2分：色素沉着弥漫至踝以上及小腿下1/3。

5.炎性反应（如红斑、蜂窝织炎、静脉湿疹、皮炎）

0分：无炎症。

1分：轻度炎症，局限于踝周。

2分：中度炎症，弥漫至踝以上及小腿下1/3。

3分：重度炎症，范围超过小腿下1/3，伴湿疹。

6.硬结（慢性水肿伴纤维化，皮下组织炎），包括白色萎缩和急性脂肪皮肤硬化症

0分：无硬结。

1分：局限性硬结，绕踝小于5 cm。

2分：硬结弥漫至踝以上及小腿下1/3。

3分：硬结范围超过小腿下1/3。

7.活动性溃疡数量

0分：无溃疡。

1分：存在1处溃疡。

2分：存在2处溃疡。

3分：存在3处及以上溃疡。

8.活动性溃疡直径（最大直径）

0分：无溃疡。

1分：溃疡直径小于2 cm。

2分：溃疡直径2～6 cm。

3分：溃疡直径大于6 cm。

9.活动性溃疡持续时间（最长时间）

0分：溃疡已愈合。

1分：溃疡存在时间小于3个月。

2分：溃疡存在时间3个月至1年。

3分：溃疡存在时间超过1年。

10.压力治疗

0分：不需要或依从性差。

1分：间歇使用压力治疗。

2分：大部分时间使用压力治疗。

3分：全天使用压力治疗且依从性良好，或需要配合抬高肢体。

　　每个项目根据患者实际情况给予相应分数，将所有项目的分数相加即得到总VCSS评分。总分为0～30分，评分越低表示病情越轻，评分越高表示评估结果越差。该评分系统更适用于病情较重的下肢静脉曲张。VCSS评分不仅有助于医生在诊断时判断病情严重程度，还能用于评估治疗前后的病情变化，作为衡量治疗效果的重要依据。此外，VCSS评分与CEAP分类相互补充，共同为下肢静脉疾病的临床管理和研究提供全面信息。

六、治疗

（一）非手术治疗

1.适用范围

原发性下肢浅静脉曲张的非手术治疗方案主要适用于轻至中度病症，且无明显并发症或不适合手术的患者。此类治疗方法旨在缓解症状、延缓疾病进展，并降低手术风险。主要适用于以下几类情况。

（1）早期静脉曲张。患者仅有轻微的下肢浅静脉扩张、轻度腿部不适感，如轻微的沉重感、疲劳感或偶发的轻微水肿。

（2）症状性静脉曲张。虽然静脉曲张程度有所增加，但患者并无严重的皮肤色素沉着、瘙痒、湿疹、溃疡等并发症，主要表现为站立或劳累后症状加重，休息后缓解。

（3）期望保留美容效果。对于对外观要求较高的年轻患者，特别是女性，初期静脉曲张可以通过非手术治疗维持良好的腿部外观。

（4）高龄或有并发症。年老体弱或伴有其他内科疾病的患者，若手术风险较高，则优先考虑非手术治疗。

（5）妊娠期静脉曲张。妊娠期间由激素水平变化及子宫压迫等因素引起的静脉曲张，通常推荐采用非手术治疗，产后部分患者症状可能会自然缓解。

（6）小范围的静脉曲张，如蜘蛛静脉、毛细血管扩张。

（7）不愿意接受手术切除或不适合手术的中度静脉曲张患者。

2.压力治疗

压力治疗是原发性下肢浅静脉曲张疾病非手术治疗的重要组成部分，其核心在于利用外部压力辅助下肢静脉血液回流，减轻下肢静脉高压状态，从而改善症状，抑制病情发展。通过穿戴具有梯度压力设计的弹力袜或者弹力绷带，可以提供从脚踝向上逐渐递减的压力，促使血液克服重力向心脏方向流动，减少瓣膜反流现象，降低静脉曲张的程度。

1）压力治疗的适应证

压力治疗适合所有轻至中度静脉曲张患者，尤其适合长期站立工作者、孕妇以及术后康复期患者，作为辅助治疗或预防措施。

2）压力治疗的作用机制

（1）促进血液回流。通过施加适当的外部压力，可以增加下肢静脉的回流速度，减少血液在下肢淤积。

（2）减轻下肢水肿。压力治疗可以减少下肢组织间隙的液体渗出，从而减轻水肿症状。

（3）缓解疼痛和不适。通过减轻下肢静脉淤血，可以缓解下肢疼痛、沉重感和疲劳等不适。

3）压力治疗的类型

（1）弹力袜。根据压力等级的不同，弹力袜分为一级压力袜、二级压力袜和三级压力袜。一级压力袜主要用于预防和缓解轻度静脉曲张；二级压力袜适用于大部分有症状的静脉曲张患者，能有效改善下肢肿胀和疼痛；三级压力袜通常用于严重静脉疾病患者。

（2）弹力绷带。弹力绷带可以根据需要灵活调整压力大小，尤其在急性期或肿胀严重的患者中使用较多，但其操作相对复杂，日常使用不如弹力袜方便。

（3）间歇充气压力泵。这是一种通过间歇充气产生压力的设备，可以促进下肢静脉血液回流。适用于无法耐受或不愿穿戴弹力袜的患者。

3.药物治疗

药物治疗主要是改善静脉血管壁的功能，减少静脉内的液体渗漏和炎症反应。常用的药物有以下几种。

（1）抗凝药物。预防血栓形成，减少血栓相关并发症。

（2）静脉活性药物。如黄酮类药物、七叶皂苷类药物，可改善静脉血管壁弹性，增强静脉瓣膜功能，减轻静脉高压。

（3）非甾体抗炎药。对于疼痛明显的患者，可以使用非甾体抗炎药进行对症治疗。

4.物理治疗

物理治疗包括但不限于以下几种方式。

（1）循环驱动疗法。如空气波压力治疗，通过周期性充气与放气产生压力变化，模拟行走时肌肉泵的作用，促进静脉血液回流。

（2）冷热敷疗法。利用冷热交替刺激，促进血液循环，缓解疲劳和疼痛。

（3）提高腿部运动。如踏步运动。利用肌肉泵作用加强静脉血液回流。

5.激光治疗

利用激光能量使曲张的静脉闭合，适用于部分中度静脉曲张。

（二）手术治疗

目前，手术治疗是治疗下肢静脉曲张的有效方法。

1.适应证

原发性下肢浅静脉曲张的手术治疗主要适用于以下情况。

（1）中重度静脉曲张，伴明显症状如严重疼痛、持久性腿部肿胀、皮肤色素沉着、湿疹、溃疡等。

（2）非手术治疗无效或效果不理想。

（3）患者意愿强烈，希望通过手术彻底解决问题。

（4）出现静脉炎、血栓形成等并发症。

（5）下肢静脉功能检查提示深静脉通畅，适宜手术干预。

2.手术治疗种类与技术

1）开放手术治疗

（1）大隐静脉高位结扎＋剥脱术。相对于传统的术式，大隐静脉高位结扎＋剥脱术从根本上消除了大隐静脉瓣膜功能不全所引起的反流，也是相对彻底的手术方法，原则上适用于所有C_2级及以上的下肢浅静脉曲张患者。缺点是该手术伤口多，创伤大。该术式可分为顺行剥脱术、逆行剥脱术、顺逆结合剥脱术和基于血流动力学的门诊手术——CHIVA等多种方式。

（2）外套式剥脱导管剥脱术。外套式剥脱导管剥脱术是一种针对大隐静脉主干进行的新型外套式剥脱术式。该术式是从传统内翻到外套式剥脱的革新，避免了热损伤，有效解除了导致曲张的下行压力入路，是一种全新的开放手术方式和治疗理念，属于点式剥脱的一种方式。

2）腔内消融治疗术

（1）静脉腔内激光消融术（EVLA）。通过导管将激光光纤引入静脉内部，激光能量作用于静脉内壁，使其闭合。

（2）射频消融术（RFA）。类似于激光疗法，利用射频能量加热静脉壁使其闭合。

（3）机械化学腔内消融术（MOCA）。通过高速旋转切割头，机械性破坏静脉内壁，达到闭合目的。

3）点状抽剥术

对于表浅、散在的小静脉曲张，可以直接通过微小伤口去除。

（三）硬化剂注射治疗

对于下肢静脉曲张的硬化治疗，目前已有多种方法，包括：单纯性硬化治疗、超声引导下的硬化治疗、介入导管法硬化治疗、手术联合硬化治疗、腔内激光联合硬化治疗等。

1.硬化剂的分类与作用机制

硬化剂可分为液体硬化剂、泡沫硬化剂两种类型，这些药物通过直接注射到病变的静脉中，引发静脉内皮细胞损伤，进而形成血栓，并诱导炎症反应，最终导致静脉壁纤维化、粘连和闭塞，从而消除血液反流并促使静脉萎缩，缓解静脉高压，同时达到美容的效果。

2.适应证

（1）下肢浅静脉曲张，管径≤8 mm。

（2）局限性或小范围的分支静脉曲张。

（3）蜘蛛状静脉或毛细血管扩张。

（4）静脉曲张治疗后残留或复发的部分静脉团块。

（5）有手术禁忌或不愿接受手术治疗的患者。

3.禁忌证

（1）绝对禁忌证。硬化剂过敏；胶原性疾病史；近期有血栓形成及肺栓塞病史，伴有局部或全身性感染；卧床制动；下肢严重缺血。

（2）相对禁忌证。过敏体质；妊娠早期和哺乳期；乳胶过敏；血液高凝状态（蛋白S缺乏等）；有DVT复发或肺栓塞复发史；糖尿病微循环病变；未控制的高血压（如嗜铬细胞瘤）；卵圆孔未闭或房间隔缺损。

4.治疗步骤

（1）术前评估。进行详细的病史询问、体格检查及影像学评估（彩色多普勒超声检查等），明确静脉曲张的程度和位置。

（2）操作准备。在无菌条件下，使用超声引导定位需处理的静脉。硬化剂注射：将硬化剂以精确的剂量分点、逐段注入静脉腔内。

5.注意事项

（1）不同直径的静脉所选用的泡沫硬化剂浓度及剂量有相应的区别。

（2）应缓慢注射，避免阻力过大。

（3）每个注射点注射完毕后，助手用消毒干棉球紧压针眼，迅速拔针。

（4）完成全部注射点治疗后，对患肢立即给予加压包扎。

（5）对于一些穿刺困难的病变静脉或位置较深的交通支静脉，可选择在超声引导下进行，可精准定位靶静脉，并及时评估治疗效果。

（6）每次注射泡沫硬化剂总量一般不超过10 mL，确有必要时，充分评估风险后可增加用量。

七、护理措施

（一）非手术治疗的护理

1.饮食调整

（1）高纤维饮食。促进肠道蠕动，减少便秘，降低腹内压，从而减轻对下肢静脉的压力。

（2）控制盐摄入。减少盐的摄入有助于缓解水肿，减轻下肢静脉的负担。

2.日常生活护理

（1）活动与休息。鼓励适当活动，如散步、做腿部抬高运动，避免久站或久坐，减轻下肢静脉压。坐时双膝勿交叉或盘腿，以免压迫腘窝处静脉，影响血液回流。在卧床或休息时，抬高下肢30°～40°，促进血液回流。

（2）体重管理。维持健康的体重，避免肥胖加重下肢静脉负担。

（3）衣着与环境。穿着宽松、舒适的衣物，尽量避免穿过紧的裤子或袜子；在温暖环境下，避免寒冷刺激导致血管收缩。

（4）个人卫生。注意保持患肢皮肤清洁干燥，避免擦伤、刮破皮肤，防止感染。

（5）避免腹内压增高。保持大便通畅，治疗慢性咳嗽。

（6）皮肤护理。切勿用刺激性、碱性溶液清洁肢体皮肤。若下肢皮肤已经出现感染症状，遵医嘱给予抗生素常规治疗。对于已经产生湿疹或溃疡面现象的患者，需使创面保持干净；对于皮肤脱屑比较严重的患者，有必要定时为患者进行皮肤清洁，但注意避免使用碱性用品，以免刺激患者的皮肤。与此同时还要定期为患者进行指甲的清理。

3.心理护理

（1）情绪疏导。关注患者的心理状态，为其提供心理支持，帮助他们理解病情，树立战胜疾病的信心。

（2）教育宣教。向患者及家属普及静脉曲张的知识，解释非手术治疗的意义和预期效果，引导其积极配合治疗。

4.药物治疗的护理

（1）嘱患者遵医嘱服药。患者需严格按照医嘱服用抗凝药物、静脉活性药物或其他消肿药物，了解药物作用、剂量及可能出现的不良反应，若有不适及时告知医生。

（2）观察药物疗效。定期记录下肢肿胀、疼痛等改善情况，以及可能出现的药物反应，便于医生调整治疗方案。

5.使用弹力袜的护理

1）弹力袜的应用

（1）日常应用。建议患者在清晨起床前尚未站立时穿上弹力袜，确保全天穿着，尤其是站立或久坐工作时。在夜间休息时则应脱下，使下肢得到充分放松。

（2）运动配合。鼓励患者在穿戴弹力袜的同时，结合适量的有氧运动，如走路、骑自行车，进一步促进下肢血液循环。

（3）妊娠期应用。孕妇在医生指导下可适当穿戴弹力袜，预防或缓解由妊娠引起的下肢静脉曲张。

2）正确使用弹力袜

选择合适的压力等级，不同患者需要的压力等级不同，应根据医生的建议选择合适的弹力袜。

（1）压力等级分类。

一级压力（预防/初期治疗型）：适用于早期静脉曲张，主要是预防作用，适合如长途旅行、长时间站立或坐着工作的人群使用，以减轻腿部疲劳和预防静脉曲张的发生。

压力范围通常在15～21 mmHg，也用于轻度静脉曲张和血栓高风险患者的预防。

二级压力（中期治疗型）：适用于已经出现明显症状［如腿部酸胀、肿胀、皮肤变化（如色素沉着、瘙痒）、静脉炎症］的静脉曲张患者，或是经过手术治疗后需要恢复的患者。

压力范围通常在23～32 mmHg，这个等级的弹力袜能提供更强的支持，帮助改善静脉血液回流，减轻症状。

三级压力（重度治疗型）：适用于静脉曲张病症较严重患者，如静脉曲张晚期伴有严重水肿、静脉瓣膜功能不全、深静脉血栓后遗症、先天性静脉异常等情况的患者。

压力范围在34～46 mmHg，这种高强度的压力袜需要在医生的严格指导下使用。

（2）选择依据。

静脉曲张程度：根据静脉曲张的临床分期，如C_1～C_6期，以及是否存在并发症（如静脉炎、溃疡）来选择相应压力等级的弹力袜。

医生建议：最重要的是遵照医生或物理治疗师的专业意见，他们可以根据患者的具体病情给出最适合的压力等级。

个体差异：每个人的体质、病情进展、耐受能力等因素不同，在选择压力等级时需要个性化考虑。

（3）测量尺寸的部位。

脚踝测量：将软尺绕在脚踝最细处，通常在内踝和外踝骨突出的上方。注意不要勒得太紧，读取并记录周长数值。

小腿测量：找到小腿最粗的部分，环绕一周，测量此处的腿围。

大腿测量：在大腿最粗的位置测量周长。

对于不同长度的弹力袜，可能还需要额外测量以下部位。

膝盖周围：某些弹力袜产品可能要求测量膝盖部位的腿围。

大腿根部：如果是更长款式的弹力袜，如连裤袜，需要测量大腿根部的周长。

小腿长度：用于确定中筒或长筒袜的长度是否符合需求。

大腿长度：同样是为了确保长筒或连裤袜的整体长度是否适合。

注意：①需在清晨、未起床（即腿部未受重力影响）时测量，或者在久坐或站立后休息一段时间后再测量，以反映腿部的真实尺寸。②测量时身体呈站立位，两腿自然分开，与肩同宽，这样测量出来的尺寸更接近实际穿着状态下的尺寸。③确保使用非弹性或有微弱弹性的软尺进行测量，不要拉得过紧或过松。④记录精确数值。测量后记录每个部位的具体数值，可多次测量求平均值，以减少操作误差。

（4）穿戴时间与环境。最好在早晨起床，腿部肿胀尚未明显时穿上弹力袜。穿戴前确保皮肤干燥清洁，避免因汗水或润肤品影响袜子的抓力。

（5）正确的穿戴步骤。①在脚上套好袜套（露趾袜），将袜筒由里向外翻，向下一直翻到脚后跟，除了袜底，弹力袜的内里均朝外。②用双手将弹力袜略微撑开，由脚尖部位开始穿上慢慢拉至脚后跟部位，注意脚尖与脚后跟能与弹力袜同部位吻合。③慢慢将弹力袜翻转回正面，使其顺利通过脚踝处，用指腹力量将弹力袜往上拉并调整好，让脚踝前方平滑无皱褶，脚尖部位不会过紧。④将整个袜筒部位拉到脚踝以上后，两个拇指伸入袜筒内，按"Z"字形将袜筒拉伸至小腿或大腿，同时确保弹力袜贴合皮肤，压力均匀分布。

（6）注意事项与不良反应。①不可在睡觉时穿着弹力袜，以免影响血液循环。②穿戴弹力袜时避免同时穿着紧身裤或袜圈，以免影响其压力效果。③弹力袜的清洗与保养需按照生产商提供的清洗指南进行清洗，一般建议使用中性洗涤剂手洗。④清洗后放置阴凉通风处自然晾干，避免暴晒或直接烘干，以防弹力袜变形或缩短使用寿命。⑤定期更换。弹力袜随着使用次数增加会逐渐失去压力，一般建议每3~6个月更换一次。若发现弹性减弱或弹力袜变形，则须及时更换。⑥长期穿戴弹力袜要注意观察足部和小腿是否有皮肤红肿、过敏等反应，若感到不适或出现皮肤问题，如红肿、瘙痒，应及时咨询医生并调整弹力袜的使用。⑦在进行压力治疗的同时，患者还应避免长时间站立或久坐，以减少下肢静脉淤血的风险。⑧压力治疗并非万能，每个患者的情况不同，应在专业医生的指导下结合其他治疗方法进行个体化治疗。

（7）效果评估。

症状缓解情况：观察患者下肢疼痛、沉重感和疲劳等症状是否得到缓解。

下肢静脉淤血改善情况：通过视诊和触诊评估下肢静脉的淤血程度是否减轻。

生活质量提高情况：评估患者的生活质量是否得到提高，如行走距离增加、睡眠质量提高。

（二）术前护理

（1）心理准备。向患者及家属详细介绍手术的目的、方法、预期效果和可能的风险，减轻患者对手术的恐惧和焦虑。指导患者了解术后恢复过程及如何配合治疗，提高其遵医行为。

（2）身体评估与准备。完善相关检查，如血常规、凝血功能、心电图、胸片。评估患者下肢深浅静脉状况，必要时进行下肢深静脉血管超声或造影以排除DVT和其他并发症。检查并记录患肢肿胀程度、静脉曲张程度、皮肤色素沉着和溃疡情况。

（3）术区皮肤准备。确保术区皮肤清洁无感染，按要求剃除术区毛发。

（4）饮食指导。根据手术方式，指导患者在术前一定时间内禁食禁饮。行全麻手术者需禁食固体食物6小时，禁饮2小时；行局麻手术者无须禁食禁饮，但需清淡饮食。

（5）弹力袜的使用。如有需要，按照医生建议，在术前开始穿戴弹力袜，改善下肢静脉血液回流。

（6）活动指导。指导患者进行适当的下肢运动，如踝泵运动，有助于促进血液循环，减少术后DVT风险。

（7）生活习惯调整。建议患者在术前避免长时间站立、久坐，尤其是腿部交叉或蜷缩，以免加大下肢静脉压。提醒患者保持大便通畅，防止因便秘用力增加腹内压而影响下肢静脉血液回流。

（8）术前排尿训练。因为手术可能会限制患者的早期活动能力，故需指导患者练习床上排便，以适应术后可能的不便。

（9）签署知情同意书。确保患者充分理解并签署手术同意书，了解手术及麻醉风险。

（10）手术当日患者准备。嘱患者修剪指甲，拭去指甲油、口红，剃掉胡须，取下活动性义齿、眼镜、发夹、手表、首饰等物品，长发患者可将头发编于两侧，更换患者服。

（11）手术当日护理人员准备。备好手术需要的病历、影像学资料，检查手术标记是否标识清楚，与手术室接诊人员仔细核对，做好交接。在患者接入手术室后铺好麻醉床，根据患者病情及手术方式备好心电监护仪、吸氧装置等。

（三）术后护理

1.常规护理

1）一般护理

监测生命体征：密切观察患者的脉搏、血压、心率等，确保手术后身体状况稳定。

伤口处理：检查手术伤口是否有渗血、肿胀或异常分泌物，及时更换敷料，并按医嘱进行清洁和消毒。

2）疼痛管理

提供有效的疼痛控制方案，如按需给予镇痛药，减轻患肢的疼痛感，保证患者舒适度。

3）患者体位

术后初期，根据医生指导，需要抬高患肢至心脏水平以上，减少下肢静脉血液回流阻力，减轻肿胀。鼓励并协助患者定期翻身，避免因长时间固定体位造成压力性损伤。

4）加压包扎与弹力袜使用

患者术后通常会应用弹力绷带或穿上弹力袜，提供适当的压迫力以促进血液回流，预防DVT。定期检查加压包扎的松紧度，确保不过紧影响血液循环，也不过松失去治疗效果。

5）活动指导

在医生允许的情况下，鼓励患者早期活动，如踝泵运动，帮助促进下肢静脉血液流动。根据恢复情况，逐步增加床边坐起、站立及行走的时间和距离。

（1）行开放式手术治疗术后活动指导。

早期活动：手术后当天，在医生指导下，鼓励患者进行早期的床上肢体活动，如踝泵运动，每次10～20次，每日多次进行。此活动有助于促进下肢静脉血液回流，减少DVT的风险。

坐起与站立训练：根据手术部位和伤口恢复情况，一般在术后第一天可尝试床边坐起，并逐渐过渡到站立。初次站立时应在医护人员协助下缓慢进行，避免突然站起造成血压波动。

行走锻炼：在医生许可的情况下，术后第二天可开始短时间、慢速的室内行走活动，每次10～15分钟，每日2～3次。开始时需借助拐杖或有人搀扶，逐步增加行走时间和距离，但应避免过度疲劳。术后第三天可拆除绷带，拆除后可正常下床活动。

活动强度与频率：活动强度应循序渐进，初期以不引起疼痛或不适为宜。随着伤口愈合及体力恢复，可以逐渐增加活动量和活动范围。

（2）行腔内消融治疗术后活动指导。

早期活动：手术后当天，患者即可在医生指导下进行轻微的踝泵运动，以促进血液循环和预防DVT形成。鼓励患者在床上进行轻度活动，如左右侧卧、平躺交替，避免长时间保持同一姿势造成下肢压力不均。

坐起与站立训练：术后几小时内，在医护人员协助下，患者可以尝试缓慢坐起。如情况允许，可逐渐过渡到站立并短时间行走。患者在初次站立时应确保有专人陪护，以防头晕或跌倒。

行走锻炼：在医生批准后，通常在术后当天或次日开始进行室内慢走活动，初期每次5～10分钟，每天数次，逐渐增加至每天30分钟以上。

6）病情观察

观察患肢皮肤颜色、温度、肿胀程度以及有无新的静脉曲张出现。注意是否存在下肢DVT的症状，如肢体突然肿胀加重、疼痛加剧、皮温升高、局部硬结。

7）预防感染

保持手术伤口干燥清洁，按医嘱正确换药，防止伤口感染。若有引流管，应妥善固定，定时记录引流量，必要时予以拔除。

8）营养支持与饮食指导

饮食上要保证营养均衡，多吃富含蛋白质、维生素C和膳食纤维的食物，以利于伤口愈合和预防便秘。

2.硬化剂注射治疗术后护理

1）一般护理

硬化剂注射治疗术后，在注射部位局部压迫5～10分钟，再用弹力绷带自远端向近端包扎下肢，弹力绷带持续包扎3～7天改为白天穿弹力袜至少1个月，以避免或减少残留血栓、血栓性静脉炎和皮肤色素沉着的发生。治疗后1个月内避免过重负荷，避免长途旅行。

2）不良反应的观察及处理

（1）过敏反应。任何硬化剂均可引起过敏反应，通常在注射后30分钟内发生，表现为皮疹、瘙痒，严重者发生过敏性休克。处理的关键是尽早发现。

（2）DVT和肺栓塞。有血栓形成倾向、DVT史、肺栓塞史及有家族史的患者必须予以高度重视。为减少此类患者DVT的发生，应采取如下预防措施：术前口服抗凝药物或注射低分子肝素；术中高浓度的硬化剂小剂量多次注射；术中患者反复足部背屈；术后常规穿弹力袜等。

（3）神经并发症。包括短暂性视觉障碍、短暂性脑缺血发作（TIA）或脑卒中等，多见于泡沫硬化剂。短暂性视觉障碍一般表现为闪光幻视、视物模糊乃至一过性黑蒙，持续不超过2小时。

（4）血栓性浅静脉炎。表现为沿受累静脉分布的皮肤发红、疼痛、灼热的条索状物，常发生于治疗后数周内。可使用非甾体抗炎药和压迫疗法处理，无须抗生素治疗。如浅静脉内有大量血栓，在治疗后1～2周，可在超声引导下使用粗针引流受累静脉，压迫和挤出血栓，可迅速去除局部硬结。预防性使用低分子肝素、合适剂量和浓度的硬化剂、治疗后加压包扎或使用弹力袜和及时活动等有助于预防。

（5）色素沉着。主要原因是炎症诱导的黑色素生成、红细胞外溢、血栓机化及继发的含铁血黄素沉积。微血栓是重要影响因素，早期通过清除微血栓可减轻色素沉着。微血栓形成和大多数色素沉着通常于6～12个月自行消失，在个别情况下会持续更长时间，需要事先告知患者。

（6）新生的毛细血管丛。新生的毛细血管丛定义为毛细血管扩张和静脉曲张治疗后新出现的色泽鲜红的毛细血管扩张，是硬化治疗和外科治疗后一种影响美观的不良反应。一般新生的毛细血管丛在治疗后3～6周出现，多在3～12月自行缓解，仅20%的患者永久性存在，治疗较为棘手。

（7）皮肤坏死。主要与硬化剂类型及浓度、硬化剂溢出血管外、动脉内注射以及硬化剂经动静脉瘘扩散等因素有关。

（8）其他并发症。一些患者在治疗后出现胸闷或咳嗽，可能是泡沫刺激肺部引起，建议在治疗后平卧一段时间。

八、出院指导

（一）伤口护理

（1）嘱患者手术伤口应保持清洁干燥，按照医生建议到正规医院进行伤口消毒和更换敷料。

（2）嘱患者避免自行揭开敷料或抓挠伤口，如有红肿、疼痛加剧、渗液等情况，请及时就医。

（二）活动与休息

（1）嘱患者术后早期应遵医嘱进行适量的床上踝泵运动，以促进下肢血液循环。

（2）嘱患者随着康复进程，逐渐增加行走活动，但避免长时间站立或久坐。

（3）嘱患者睡眠时抬高患肢，使脚部高于心脏水平，有利于血液回流。

（4）嘱患者避免剧烈活动与负重。在术后一段时间内，应避免剧烈跑跳、举重等可能增加下肢静脉压的活动，以免影响手术效果或引起并发症。

（三）穿戴弹力袜

告知患者术后穿戴弹力袜，有助于减轻下肢水肿，预防血栓形成及静脉曲张复发。术后穿戴弹力袜，通常会持续几周至几个月。在活动时必须穿戴弹力袜，指导患者在每天早晨起床后，将下肢抬高30分钟后穿戴弹力袜，中午或晚上休息时将弹力袜脱下，不可以穿戴弹力袜睡觉。

（四）饮食与生活习惯

（1）建议低盐饮食，多吃富含膳食纤维的食物，避免刺激类食物，避免便秘加重下肢静脉压。患者可以多食低脂肪和低热量的食物，如新鲜的水果、蔬菜、杂粮，适量进食瘦肉、脱脂牛奶和鸡蛋等食物；以及富含B族维生素和维生素C的食物。相关研究显示，维生素E可以帮助患者促进血液循环，以此来减轻患者腿部的沉重感觉，因此患者要多食含维生素E丰富的饮食。

（2）嘱患者控制体重，体重过重会增加下肢静脉负担。

（3）嘱患者戒烟限酒，烟草和乙醇可导致血管收缩，影响血液循环。

（五）定期复查

按预约时间回医院复查，以便医生监测恢复情况及早发现并处理可能出现的问题。

（六）症状观察与应急处理

如出现腿部突然肿胀、疼痛加剧、皮肤发红变硬、发热等症状，可能是DVT，须立即就医。

（李红霞　张安清　李东馨雨）

第二节　深静脉血栓形成

DVT是指血液在深静脉腔内非正常凝结、阻塞管腔，导致静脉回流障碍的疾病。如未予及时治疗，急性期可并发肺栓塞（致死性或非致死性），后期则因PTS而影响生活和工作能力。全身主干静脉均可发病，常发生于下肢深静脉或髂股段近端静脉。

一、病因

静脉内膜损伤、血流缓慢和血液高凝状态是DVT的三大因素。

（一）静脉内膜损伤

静脉内膜具有良好的抗凝和抑制血小板黏附和聚集的功能，损伤可造成内皮脱落及内膜下层胶原裸露，导致血小板聚集、黏附，形成血栓。

（二）血流缓慢

造成血流缓慢的外因有久病卧床，术中、术后肢体呈制动状态，久坐不动等。

（三）血液高凝状态

妊娠、产后或术后、创伤、长期服用避孕药、肿瘤组织裂解产物等使血小板数量增高，凝血因子含量增加而抗凝血因子活性降低，导致血管内出现异常凝结而形成血栓。

二、病理

典型的血栓头部为白血栓，颈部为混合血栓，尾部为红血栓。血栓形成后可向主干静脉的近端和远端滋长蔓延。其后，在纤维蛋白溶解酶（简称纤溶酶）的作用下，血栓可溶解消散，血栓脱落或裂解的碎片成为栓子，随血流进入肺动脉引起肺栓塞。但血栓形成后常激发静脉壁和静脉周围组织的炎症反应，使血栓与静脉壁粘连，并逐渐纤维机化，最终形成边缘毛糙、管径粗细不一的再通静脉。同时，静脉瓣膜被破坏，导致继发性下肢深静脉瓣膜功能不全，即PTS。

三、临床表现

血栓形成的部位不同，临床表现各异，主要表现为血栓静脉远端回流障碍的症状，主要临床表现如下。

（一）上肢深静脉血栓形成

（1）腋静脉血栓。前臂和手部肿胀、胀痛，手指活动受限。

（2）腋-锁骨下静脉血栓。整个上肢肿胀，伴有上臂、肩部、锁骨上和患侧前胸壁等部位的浅静脉扩张。上肢在下垂时，肿胀和胀痛加重；在抬高后减轻。

（二）上、下腔静脉血栓形成

1.上腔静脉血栓形成

大多数起因于纵隔器官或肺的恶性肿瘤。除了有上肢静脉回流障碍的临床表现外，并有面颈部肿胀、球结膜充血水肿、眼睑肿胀。颈部、前胸壁、肩部浅静脉扩张，往往呈广泛性并向对侧延伸，胸壁的扩张静脉血流方向向下。常伴有头痛、头胀及其他神经系统症状和原发疾病的症状。

2.下腔静脉血栓形成

下腔静脉血栓形成多系下肢深静脉血栓向上蔓延所致。其临床特征为双下肢深静脉回流障碍，躯干的浅静脉扩张，血流方向向头端。当血栓累及下腔静脉肝段，影响肝静脉回流时，患者早期有劳累后右上腹胀痛、肝脾大，发展期有腹水、双下肢水肿、胸腹壁乃至腰背部静脉曲张及食管静脉曲张以至破裂出血。晚期患者腹大如鼓、骨瘦如柴，如"蜘蛛人"。

3.下肢深静脉血栓形成

下肢深静脉血栓形成在上、下腔深静脉血栓形成中最为常见，可作如下分型或分期。

1）根据发病部位分型

（1）中央型：即髂-股静脉血栓形成。起病急骤，全下肢明显肿胀，病侧髂窝、股三角区有疼痛和压痛，浅静脉扩张，病肢皮温及体温均升高。左侧发病多于右侧。

（2）周周型。包括股静脉血栓形成或小腿DVT。局限于股静脉的血栓形成，主要特征为大腿肿痛，由于髂-股静脉通畅，故下肢肿胀往往并不严重。局限在小腿部的DVT，临床特点为突然出现小腿剧痛，患足不能着地踏平，行走时症状加重；小腿肿胀且有深压痛，做踝关节过度背屈试验可致小腿剧痛（Homans征阳性）。

（3）混合型。即全下肢DVT。主要临床表现为全下肢明显肿胀、剧痛，股三角区、腘窝、小腿肌层都可有压痛，常伴有体温升高和脉率加速（股白肿）。如病程继续进展，肢体极度肿胀，对下肢动脉造成压迫及动脉痉挛，导致下肢动脉血供障碍，出现足背动脉和胫后动脉搏动消失，进而小腿和足背往往出现水疱，皮温明显降低并呈青紫色（股青肿），如不及时处理，可发生静脉性坏疽。

2）按发病时间分期

（1）急性期：发病后14天及以内。

（2）亚急性期：发病15～30天。

（3）慢性期：发病30天以后。

（4）后遗症期：出现PTS症状。

（5）慢性期或后遗症期急性发作：在慢性期或后遗症期基础上DVT再次急性发作。

四、辅助检查

一侧肢体突然发生的肿胀，伴有胀痛、浅静脉扩张，都应疑为下肢DVT。根据不同部位DVT的临床表现，一般不难做出临床诊断。下列检查有助于确诊和了解病变的范围。

（1）D-二聚体。当血栓形成时，机体的纤溶系统被激活，导致血浆中D-二聚体浓度增加。然而，在严重感染和炎症、妊娠或恶性肿瘤、弥漫性血管内凝血（DIC）、创伤和术后即刻D-二聚体结果中，其浓度也可能升高。因此，D-二聚体测定法在DVT的筛查中最好与其他试验联合使用。

（2）彩色多普勒超声检查。其是对疑似DVT患者进行影像学检查的首选方法，无创、简易，敏感性及准确性均较高，临床应用广泛。需注意，因肠气干扰等影响，彩色多普勒超声检查对近端髂静脉的评估并不敏感和准确。

（3）MRV。MRV越来越多地被用于研究髂静脉搏动波状体，在妊娠期尤其有用，它是一种非侵入性和有用的验证性测试，但价格昂贵，可用范围较窄。

（4）螺旋CT。采用螺旋CT具有多种优势，如无创、快捷、方便，对于深静脉血栓显示十分直观，具有较高的特异度和敏感度，能作为诊断深静脉血栓的首选方式。另外，该项诊断方式还能为临床制定方案和计划提供依据，图像空间解剖关系较为明确，能从多个角度对血栓部位、血管形态、范围进行清晰显示，同时还能对治疗后的血管通畅情况进行评价。螺旋CT静脉造影和CT肺血管造影已取代核素肺通气/灌注扫描成为诊断肺栓塞的一线检查。该技术在中心静脉闭塞的诊断中有重要价值，可快速进行，并越来越多地应用于DVT。

（5）深静脉造影。深静脉造影是DVT诊断的金标准。此检查是侵入性操作，需要将静脉造影剂注入足背静脉，如果存在DVT，将出现静脉充盈缺损。

五、治疗

（一）非手术治疗

1.一般处理

卧床休息、抬高病肢，以减轻肢体肿胀。当病情允许时，着弹力袜或弹力绷带后起床活动。向患者宣传吸烟的危害性，烟中尼古丁刺激会引起静脉收缩，影响血液循环，故积极提倡戒烟。

2.溶栓治疗

经患肢足背浅静脉顺行溶栓治疗–经足背浅静脉置入留置针，持续、小剂量输液泵顺行溶栓治疗。

溶栓药物：链激酶、尿激酶、组织型纤溶酶原激活剂等，能激活血浆中的纤溶酶原成为纤溶酶，溶解血栓。

3.抗凝治疗

一旦诊断明确，即可开始抗凝治疗。抗凝治疗是DVT介入治疗的基础。抗凝药物具有降低机体凝血功能，预防血栓形成，防止血栓繁衍，以利静脉再通。抗凝药物推荐应用低分子肝素和沙班类新型口服抗凝药物。当发生肝素诱导的血小板减少症时，可用阿加曲班等替代。普通肝素和维生素K拮抗剂——华法林目前仍在临床普遍应用。华法林对胎儿有害，孕妇禁用，推荐孕妇应用低分子肝素；肿瘤患者伴有高凝状态，亦推荐应用低分子肝素。

4.祛聚药物

祛聚药物是溶栓和抗凝的辅助治疗。可由静脉滴注低分子右旋糖酐，能够增加血容量、降低血液黏度和防止血小板聚集；也可应用如阿司匹林、双嘧达莫、丹参等，其均有祛聚作用。

（二）手术治疗

1.下腔静脉滤器置入与取出术

下腔静脉滤器（IVCF）是目前预防下腔静脉系统血栓脱落发生肺栓塞的有效装置。为了防止患者在溶栓治疗期间发生肺栓塞，排除禁忌证后可行IVCF置入术。当下肢静脉和下腔静脉造影证实已不需要IVCF保护时，可行IVCF取出术。

2.经导管接触性溶栓

经导管接触性溶栓（CDT）是常用的腔内溶栓方法，适用于急性期中央型和混合型血栓形成，与既往全身系统溶栓相比，CDT减少了全身药物暴露，降低了全身出血的风险，为患者提供了更精确、更有效的溶栓治疗。CDT将溶栓导管直接放置到血栓部位，持续或间断泵入相对较低剂量的溶栓药物，如尿激酶、重组链激酶、新型溶栓药物如瑞替普酶或替奈普酶（TNK-tPA）等，可达到快速溶解血栓的目的。

3.经皮机械性血栓清除术

经皮机械性血栓清除术（PMT）是通过机械吸栓和（或）导管抽吸，

快速清除血栓、开通闭塞静脉来缓解患肢症状，成为血栓清除的首选外科治疗方法，尤其适用于症状严重（股青肿）、血栓负荷大的DVT患者，此外，PMT无法清除的残余血栓，协同CDT可以达到减少溶栓药物剂量，降低溶栓相关出血并发症率和缩短病程的目的。

4.经皮腔内血管成形术和支架置入术

髂股静脉慢性狭窄、闭塞是导致DVT发生和进展的重要因素之一，因此，对于血栓清除术后存在髂股静脉慢性狭窄、闭塞的DVT患者，需要通过经皮腔内血管成形术（PTA）及支架置入术解除髂股静脉慢性狭窄、闭塞病变。在血栓清除相对彻底的情况下，如果造影发现髂股静脉仍存在＞50%狭窄的病变，推荐行一期支架置入术。

六、护理措施

（一）非手术治疗的护理

1.一般护理

注意患肢保暖，室温保持在25℃，指导患者练习在床上大小便。向患者宣传吸烟的危害性，烟中尼古丁刺激引起静脉收缩，影响血液循环，故积极提倡戒烟。避免剧烈咳嗽。

2.患肢观察

应观察患肢皮肤的温度、颜色、肿胀程度和足背动脉的搏动情况，当皮肤颜色转红润、肿胀逐渐消退时，说明患肢缺血症状得到改善。反之则说明缺血严重，应及时通知医生处理。每日定时、定人、定部位测量患肢周径，并与健侧肢体比较，以判断肿胀消退程度。

3.活动指导

急性期患者应绝对卧床休息10～15天，床上活动时避免动作幅度过大，抬高患肢高于心脏平面30°，膝关节稍屈曲位，以促进静脉血液回流。禁止按摩患肢，以防血栓脱落。当2周后全身症状及局部压痛消失，可开始进行轻微活动。鼓励患者先做踝泵运动，再行踝关节、膝关节、髋关节的运动，活动量应循序渐进，不可操之过急。在患者可下床活动时，应使用弹力绷带或穿长筒弹力袜。

4.饮食指导

指导患者进食低脂、清淡、富含膳食纤维的饮食，鼓励患者进食高纤维膳食、多食新鲜蔬菜和水果，在饮食中少用油，禁止食用肥肉、蛋黄、动物脑等食物，每日脂肪用量不超过40 g，以避免血液黏稠度升高、血液淤滞加重血栓形成。忌食辛辣食物，选择含膳食纤维多的食物，如韭菜、芹菜、新鲜水果、豆类及粗粮等，以保持大便通畅，避免因排便困难引起腹内压增高，影响下肢静脉回流。

5.心理护理

因其病程长，治疗费用高，部分患者治疗效果不显著等原因，患者易产生悲观、失望等心理，情绪易激怒、沮丧，不配合医生治疗，良好的心理护理尤为重要。护理人员应多给予患者鼓励，经常给患者讲解成功恢复的病例，增强其战胜疾病的信心，从而使患者能够积极配合治疗和护理工作。护理人员首先要全面评估患者的心理状态，主动与患者多交流沟通，向其详细讲解如何配合治疗，及时帮助患者解决生活上的困难，耐心细致地解答患者提出的各种问题使患者保持心情舒畅、生活规律，争取早日康复。

6.疼痛管理

协助患者取舒适体位，评估患者疼痛的性质、程度、持续时间等，轻度疼痛（1～3分）可分散患者注意力，如听音乐、看电视、聊天等可减轻疼痛。中度以上疼痛，可根据患者主诉调整镇痛药物用量。按照世界卫生组织（WHO）三阶梯镇痛原则给予镇痛药物，镇痛原则是采用非甾体抗炎药为术后镇痛基础用药，尽量减少阿片类药物的应用，以减少其引起的并发症。

7.抗凝治疗期间病情观察

（1）过敏反应。严密观察有无药物迟发过敏反应。

（2）出血。密切观察有无出血，如血尿、牙龈出血、鼻出血、皮肤黏膜出现出血点、黑便等，应定期监测凝血时间。

（3）肺血栓栓塞症（PTE）表现。密切观察患者是否有心慌、胸闷、气紧、咳嗽、咯血等PTE表现。

（二）术前护理

1.术前评估

（1）一般状况。包括生命体征是否平稳，既往是否有高血压、糖尿病史，是否抽烟、饮酒等，是否有传染病史、过敏史。

（2）体格检查。观察肢体体表皮温、颜色、感觉的异常变化；询问患者疼痛部位、性质、持续时间；观察肢体肿胀程度，有无浅静脉曲张；观察足背动脉搏动情况；观察有无溃疡或感染等；询问患者是否有出血，如皮肤黏膜是否出现瘀斑、牙龈出血、血尿、血便、头痛等症状；评估有无心慌、胸闷、气喘、胸痛、咳嗽、咯血、发绀等PTE表现。

（3）实验室检查。血常规测定，尤其注意血小板计数；凝血功能测定；血浆D-二聚体＞500 μg/L对急性DVT诊断有重要参考价值；有条件时还可检测蛋白C、蛋白S和抗凝血酶Ⅲ。

（4）影像学检查。彩色多普勒超声检查诊断下肢DVT的灵敏度和特异度均较高，可用于DVT筛选和动态监测。深静脉造影仍是诊断下肢DVT的金标准。

2.心理护理

由于疾病可能导致PTE，病情危重，往往需要尽快手术，患者易产生焦虑、恐惧心理，护理人员需要耐心向患者讲解疾病相关知识，讲解手术的目的及意义。语言要温和、态度要和蔼，以消除患者害怕的心理。在做各项操作时动作要轻柔，准确无误，避免加重患者痛苦。保持病房环境安静，缓解患者的焦虑。了解患者的需求，尽量满足其合理需求。

3.术前常规准备

（1）术前禁食禁饮。大多数患者需行急诊手术，入院后即禁食禁饮。

（2）指导患者修剪指甲，剃掉胡须，拭去指甲油、口红，取下活动性义齿、眼镜、手表、首饰等物品，更换患者服，指导患者练习床上使用便盆，教会患者行足趾踝泵运动。

（三）术后护理

1.一般护理

（1）给予持续心电监护及低流量鼻塞吸氧，严密观察并记录患者神志、基本生命体征及血氧饱和度。

（2）密切观察穿刺点有无出血，妥善固定溶栓导管和鞘管。

（3）留置溶栓导管和鞘管患者宜取仰卧位或低半坡卧位，避免端坐位，防止管道打折或穿刺部位渗血，穿刺点如有渗血，可用1 kg盐袋压迫穿刺点，持续观察穿刺点情况。

（4）卧床期间继续抬高患肢，高于心脏平面30°。

（5）协助患者定时轴线翻身，防止下肢屈曲引起管道移位、滑脱。

2.心理护理

患者由于术后需严格卧床休息、患肢制动，以及安置溶栓导管造成的不适，可能会产生烦躁、悲观的情绪，护理人员应向其详细讲解如何配合治疗，及时帮助其解决生活上的困难，告知术后配合对疾病恢复的重要性，向患者讲解成功恢复的病例，增强患者恢复的信心。

3.活动指导

（1）经股静脉穿刺者术侧肢体伸直制动6小时，卧床休息24小时，病情允许即可下床活动。

（2）在患侧小腿深静脉置管溶栓时，需延长术侧肢体伸直制动时间至拔管后6~12小时；若经健侧股静脉"翻山"至患侧逆行溶栓，则双下肢需伸直制动。

（3）颈静脉穿刺者头部不可大幅活动，活动范围双向不宜超过30°，以防局部出血，血肿压迫气管。卧床休息24小时，病情允许即可下床活动。

（4）指导患者床上进行踝泵、肌泵运动，以利于静脉血液回流，减轻患肢肿胀。

（5）导管和鞘管拔出后，在药物抗凝、经评估患者耐受且无禁忌情况下，穿弹力袜下床活动，是一种安全、有效的预防DVT复发的方法。

4.饮食指导

卧床可致肠动力减弱、排便习惯改变，患者易出现便秘。指导患者进食低盐、低脂、高维生素、富含纤维的食物；避免用力排便、剧烈咳嗽等引起静脉压升高的因素，防止影响下肢静脉血液回流和造成血栓脱落。

5.疼痛护理

评估患肢疼痛情况，患肢适当予以保暖，禁止按摩、热敷。术后常见疼痛有以下几种。

（1）穿刺处皮肤扩张性疼痛。一般程度较轻，为血管鞘扩张皮肤所致，疼痛持续时间短（＜1天），偶有剧烈疼痛者，可遵医嘱用镇痛药物。

（2）患肢疼痛。观察患肢皮温、皮肤颜色是否正常，患肢足动脉搏动是否可以扪及，在医生评估后遵医嘱用镇痛药物，疼痛未缓解者应再次行手术探查。

（3）腰背部疼痛。多为IVCF置入所致，疼痛程度常较轻，无须特殊处理。剧烈疼痛应警惕有无腰大肌血肿、IVCF置入致腹膜后血肿、肾脏出血等可能，观察患者尿液有无异常，若有异常及时通知医生。

（4）腹部疼痛。应警惕是否出现腹腔脏器出血，观察患者腹部体征，有无压痛、反跳痛及肌紧张，出现异常应及时通知医生行腹部CT检查。

6.导管、鞘管护理

（1）术后认真核对留置管道的名称、位置，正确连接溶栓导管和鞘管，避免混淆导管和鞘管，做好标识管理。

（2）经溶栓导管输入药物时，规范操作，避免管道滑脱，保持溶栓导管通畅。

（3）防止下肢屈曲导致导管移位，定时检查导管通畅情况。更换衣裤、交接班时，应充分考虑患者体位变动对导管的影响，避免导管成角弯曲和阻塞。

（4）在置管过程中要注意足跟和踝部皮肤保护，必要时给予软枕适当垫起或使用皮肤保护用品，防止压力性损伤发生。

拔管指征：①下肢深静脉造影显示血管再通。②凝血功能中纤维蛋白原＜1.0 g/L。③出现出血倾向。④导管源性感染，如穿刺部位局部或沿导管走向皮肤出现红肿热痛等症状。

7.溶栓期间护理

（1）尿激酶等溶栓药物应现配现用。

（2）根据医嘱应用输液泵输注溶栓药物，正确设置输液速度和总量，在输注溶栓药物过程中要注意观察输液泵输注速度及输注量变化，保证药物按时、按量、准确输入。

（3）输液泵报警应立即检查故障发生原因，如阻塞气泡、欠压，及时排除故障。

（4）在溶栓治疗期间注意观察患者穿刺处、皮肤、黏膜、消化道、泌尿系统、神经系统等有无出血和全身出血现象（早期多为穿刺部位瘀斑、血肿等，最严重为颅内出血，表现为头痛、呕吐、意识障碍、视物模糊等）。

（5）正确留取患者的血液、尿液、粪便标本，定时监测凝血功能。

（6）在溶栓期间动态观察并记录患肢皮肤颜色、温度、感觉变化及肿胀程度等。

（7）规范测量患者肢体周径并记录溶栓治疗前后肢体周径差。

8.并发症的观察及护理

1）肺血栓栓塞症

PTE是由于深静脉血栓脱落进入肺动脉，引起肺循环障碍的一系列临床综合征，可出现胸闷、心悸、呼吸困难及咯血等症状。

处理措施：

（1）应予立即平卧，严格卧位休息，报告医生。

（2）安置心电监护，高浓度的氧气吸入，密切观察生命体征及血氧饱和度的变化，建立静脉通路，对症处理，监测血气分析。

（3）告知患者勿用力解便、咳嗽，放松心情。

（4）做好急诊手术的准备。

2）出血

出血是由术中或术后使用抗凝、溶栓治疗，导致机体处于低凝状态而引起出血，术后出血多以伤口渗血为主，还有皮肤黏膜是否出现瘀斑、牙龈出血、鼻出血、阴道出血、血尿、消化道出血、颅内出血等。

处理措施：

（1）当出现少量的伤口渗血时，立即报告医生，在排除抗凝药物过量作用后，可给予伤口加压包扎。指导患者翻身、咳嗽时先用手压住股静脉穿刺点上方敷料，再轻轻咳嗽或缓慢翻身。定时监测患者凝血功能，动态调整肝素和尿激酶泵入速度，将活化部分凝血活酶时间（APTT）控制在正常值的1.5～2.0倍。少量的牙龈出血、血尿应根据患者的凝血功能对症处理。指导患者用软毛牙刷，穿棉质宽松衣服，禁止抠鼻、剔牙。

（2）当出现大量出血时，立即报告医生，遵医嘱停止用药，采用硫酸鱼精蛋白对抗肝素、维生素K对抗华法林；使用10% 6-氨基乙酸、纤维蛋白原制剂或输新鲜血，对抗纤溶治疗引起的出血。

3）血栓复发

血液处于高凝状态的患者术后使用抗凝药物剂量不足血栓可复发。主要表现为下肢再次出现肿胀、疼痛。

处理措施：

（1）加强抗凝措施，抗凝治疗应不少于6个月。

（2）做好患肢护理，即弹力绷带包扎或穿弹力袜，使用3个月以上。

（3）加强功能锻炼，指导患者行踝泵运动。

七、出院指导

（1）严禁吸烟，以防烟中尼古丁刺激引起静脉收缩，影响血液循环。

（2）出院后多饮水，可促进血液循环，促进废物排泄，降低血液黏度，防止血栓形成；以低脂、含丰富膳食纤维的食物为主，以保持大便通畅，避免因排便困难造成腹内压增高，影响下肢静脉血液回流。

（3）出院后避免长时间的行走及重体力劳动，平时（至少半年）白天穿弹力袜进行适当活动，晚上或中午休息时脱掉，卧床时仍抬高患肢高于心脏平面30°；避免跷"二郎腿"或穿着紧身的衣服。

（4）出院后遵医嘱用药，坚持服用利伐沙班（随餐服用），至少半年。

（5）出院后3～6个月到门诊复查，如出现下肢肿胀、平卧或抬高患肢仍无明显消退时应及时就医。

（6）出院后2周至3个月门诊评估IVCF取出事宜。

（7）院外关注出血风险，出现皮肤瘀斑、牙龈出血、鼻出血、阴道出血、血尿、黑便、头痛等及时就医。

（8）院外关注PTE风险，出现胸闷、气短、胸痛、咳嗽、咯血等症状及时就医。

（鲁灵容　陈本会）

第三节　肺血栓栓塞症

肺血栓栓塞症（PTE）系静脉系统或右心的血栓阻塞肺动脉及其分支所致的以肺循环（含右心）和呼吸功能障碍为主要临床表现和病理生理特征的疾病，是最常见的肺栓塞类型。

一、病因

引起PTE的栓子可来源于上、下腔静脉径路或右心腔，其中大部分来源于下肢深静脉。

二、病理

PTE既可为单一部位的，也可为多部位的。病理检查发现多部位或双侧性血栓栓塞更为常见，影像学检查发现栓塞更易发生于右侧和下肺叶。

三、临床表现

PTE缺少特异性临床表现，临床表现主要取决于栓子的大小、数量、栓塞的部位及患者是否存在心、肺等器官的基础疾病。较小栓子可能无任何临床表现。较大栓子可引起呼吸困难、发绀、晕厥、猝死等。当PTE引起肺梗死时，临床上可出现"肺梗死三联征"，表现为：①胸痛，为胸膜炎性胸痛或心绞痛样疼痛。②咯血。③呼吸困难。

四、辅助检查

（1）血气分析。应以患者就诊时卧位、未吸氧、首次血气分析的测量值为准，特点为低氧血症、低碳酸血症、肺泡-动脉血氧分压差增大及呼吸性碱中毒，但约20%确诊为急性PTE的患者血气分析结果正常。

（2）心电图。对PTE的诊断无特异性，心电图早期常表现为胸前导联$V_1 \sim V_4$及肢体导联Ⅱ、Ⅲ、aVF的ST段电压低和T波倒置，部分患者可出现Ⅰ导联S波加深，Ⅲ导联出现Q波及T波倒置。这是急性肺栓塞、肺动脉高压、右心负荷增加、右心扩张引起的。

（3）CT。CT具有无创、扫描速度快、图像清晰、较经济的特点。PTE的直接征象为肺动脉内低密度充盈缺损，部分或完全包围在不透光的血流之内（轨道征），或者呈完全充盈缺损，远端血管不显影；间接征象包括肺野楔形条带状的高密度区或盘状肺不张，中心肺动脉扩张及远端血管分布减少或消失等。CT是诊断PTE的重要无创检查技术，敏感性为90%，特异性为78%～100%。其局限性主要在于对亚段及以远端肺小动脉血栓的敏感性较差。需注意鉴别肺动脉原位肿瘤与PTE的CT表现。

（4）磁共振肺动脉造影（MRPA）。在首次屏气下（20秒内）完成MRPA，可确保肺动脉内较高信号强度，直接显示肺动脉内栓子及PTE所致的低灌注区。该法对肺段以上PTE诊断的敏感度和特异度均高，适用于碘造影剂过敏者。

（5）肺动脉造影。肺动脉造影是诊断PTE的金标准，其敏感性为98%，特异性为95%～98%，PTE的直接征象有肺动脉内造影剂充盈缺损，伴或不伴轨道征的血流阻断；间接征象有肺动脉造影剂流动缓慢，局部低灌注，静脉回流延迟，在其他检查难以肯定诊断时，如无禁忌证，可进行造影检查。造影往往会给临床带来更直观的证据，从而更好地指导治疗。

（6）下肢深静脉检查。PTE和DVT为同一种疾病的不同临床表现形式，90%的PTE患者栓子来源于下肢DTV，70%的PTE患者合并DVT。由于PTE和DVT关系密切，且下肢静脉超声操作简便易行，对怀疑PTE患者应检测有无下肢DVT。

五、治疗

（一）非手术治疗

1.一般治疗

（1）对高度疑诊或者确诊的PTE患者，应安置心电监护持续监测患者的生命体征。

（2）对有焦虑和恐惧症状的患者，应适当使用镇静剂，胸痛者予镇痛药物治疗。

（3）对低热、咳嗽等症状的患者可给予对症治疗以尽量降低耗氧量。

（4）对合并下肢DVT的患者应绝对卧床至抗凝治疗达到一定强度［保持国际标准化比值（INR）在2.0～3.0方可］，注意保持大便通畅，避免用力解便，以防止血栓脱落。并应用抗生素控制下肢血栓性静脉炎和治疗PTE并发的感染。

（5）动态监测心电图、血气分析。

2.呼吸循环支持治疗

（1）对有低氧血症的患者，采用鼻导管或面罩吸氧。当合并呼吸衰竭时，可使用经鼻面罩行无创性机械通气或经气管插管行机械通气。确诊后尽可能避免其他有创检查手段，以免在抗凝或溶栓治疗过程中出现局部大出血。当应用机械通气时应尽量减少正压通气对循环系统的不良影响。

（2）对右心功能不全、心排血量下降但血压尚正常的患者可给予具有一定肺血管扩张作用和正性肌力作用的药物，如多巴胺或多巴酚丁胺；若出现血压下降，可增大剂量或使用其他血管加压药物，如去甲肾上腺素。对于液体负荷疗法需谨慎，因为过多的液体负荷可能会加重右心室扩张进而影响心排血量。

3.抗凝治疗

抗凝治疗为PTE的基础治疗手段，可以有效防止血栓再形成和复发，同时促进机体自身纤溶机制溶解已形成的血栓。一旦明确PTE，宜尽早启动抗凝治疗。

（1）普通肝素。首先给予负荷剂量2 000～5 000 U或按80 U/kg静脉注射，继之以18 U/（kg·h）持续静脉滴注。抗凝必须充分，否则将严重影响疗效，导致血栓复发率明显增高。在开始治疗最初24小时内需每4小时测定APTT 1次，并根据该测定值调整普通肝素的剂量，每次调整剂量后3小时测定APTT，使APTT尽快达到并维持于正常值的1.5～2.5倍。治疗达到稳定水平后，改为每日测定APTT 1次。普通肝素也可采用皮下注射方式给药，一般先予负荷量2 000～5 000 U静脉注射，然后按250 U/kg皮下注射，1次/12小时。调节注射剂量，使APTT在注射后的6～8小时达到治疗水平。普通肝素可能会引起肝素诱导的血小板减少症。

（2）低分子肝素。所有低分子肝素均应按照体重给药（如每次100 U/kg或1 mg/kg，皮下注射，每日1～2次）方法用药，低分子肝素由肾脏清除，对肾功能衰竭者慎用，若应用则需减量并监测血浆抗 X a因子活性。对严重肾功能衰竭者（肌酐清除率＜30 mL/min），建议应用普通肝素，对于大剂量应用普通肝素但APTT仍不能达标者，推荐测定血浆抗 X a因子水平以指导剂量调整。

（3）磺达肝癸钠。为选择性 X a因子抑制剂，通过与抗凝血酶特异性结合，介导对 X a因子的抑制作用。磺达肝癸钠应根据体重给药，1次/天皮下注射，无须监测。对于中度肾功能衰竭（肌酐清除率30～50 mL/min）患者，剂量应该减半。对于严重肾功能衰竭（肌酐清除率＜30 mL/min）患者，禁用磺达肝癸钠。目前没有证据表明磺达肝癸钠可以诱发肝素诱导的血小板减少症。

（4）阿加曲班。阿加曲班为精氨酸衍生的小分子肽，与凝血酶活性部位结合发挥抗凝作用，在肝脏代谢，药物清除受肝功能影响明显，可应用于肝素诱导血小板减少症或怀疑肝素诱导血小板减少症的患者。

（5）华法林。华法林是一种维生素K拮抗剂，它通过抑制依赖维生素K的凝血因子（Ⅱ、Ⅶ、Ⅸ、Ⅹ）合成而发挥抗凝作用。患者需要长期抗凝应首选华法林，孕妇禁用。

（6）直接口服抗凝药物。这类药物并非依赖于其他蛋白，而是直接抑制某一靶点产生抗凝作用，主要包括直接Ⅹa因子抑制剂与直接凝血酶抑制剂。直接Ⅹa因子抑制剂的代表药物是利伐沙班、阿哌沙班和依度沙班等。直接凝血酶抑制剂的代表药物是达比加群酯。

4.溶栓治疗

在保证生命体征平稳的同时，积极的溶栓治疗可以迅速溶解部分或全部血栓，恢复组织再灌注，减小肺动脉阻力，降低肺动脉压，改善右心室功能，降低严重肺栓塞患者的死亡率和复发率。溶栓的时间窗一般定为14天以内，但鉴于可能存在血栓的动态形成过程，对溶栓的时间窗不作严格规定。

5.介入治疗

介入治疗的目的是清除阻塞肺动脉的栓子，以利于恢复右心功能并改善症状和提高生存率。介入治疗包括：经导管碎解和抽吸血栓，或同时进行局部小剂量溶栓。为防止下肢深静脉大块血栓再次脱落阻塞肺动脉，可考虑放置IVCF，建议应用可回收滤器，通常在2周之内取出。一般不考虑永久应用IVCF。

（二）手术治疗

肺动脉血栓切除术可作为全身溶栓的替代补救措施，适用于经积极内科或介入治疗无效的急性高危PTE，医疗单位必须有施行手术的条件与经验。

六、护理措施

（一）病情观察

（1）密切监测生命体征、血氧饱和度以及心电图变化。

（2）观察患者的症状变化，如呼吸困难、胸痛、晕厥、咯血。

（3）定期进行血气分析，评估是否存在低氧血症或呼吸衰竭。

（二）休息与活动护理

（1）绝对卧床休息，特别是急性期，对于下肢DVT患者，避免患肢受压、按摩，防止血栓脱落导致新的栓塞。

（2）根据医嘱和患者恢复情况，逐步安排适宜的床上及床边活动，后期鼓励适度下床活动，预防DVT。

（三）药物治疗的护理

（1）及时、准确地按照医嘱给予抗凝治疗，如普通肝素、低分子肝素等，并定期监测凝血功能［如APTT、凝血酶原时间（PT）］和血小板计数，以调整药物剂量和防止出血。

（2）若需溶栓治疗，同样需严密观察溶栓效果和出血并发症。

（四）呼吸困难与循环支持

（1）对于出现呼吸困难的患者，给予及时的氧疗，维持血氧饱和度在正常范围。

（2）对于出现右心衰竭症状的患者，应限制水钠摄入，按医嘱给予强心、利尿药物，并控制水钠摄入，减轻心脏负荷，必要时采用机械通气支持。

（五）心理护理

PTE可能引发患者的恐惧、焦虑等情绪，应提供必要的心理疏导和支持。防止患者因恐慌和躁动引起的额外生理负担，如有需要可适时给予镇静剂。

（六）并发症的观察及护理

注意观察并预防抗凝治疗导致的出血并发症，尤其是颅内出血等严重出血事件。

七、出院指导

（1）遵医嘱服用抗凝药物，如华法林、阿司匹林以降低血栓形成风险。应严格按医嘱服药，不可随意增减剂量或停药。同时，注意观察药物的不良反应，如出血、皮肤瘀斑，如有异常，及时就医。

（2）戒烟戒酒，以防烟中尼古丁刺激引起静脉收缩，影响血液循环。

（3）饮食清淡。多吃低脂、富含膳食纤维的食物，避免高胆固醇和高脂肪食物，以降低血液黏度。

（4）避免久坐或久站，长时间久坐或久站会加重下肢静脉的压力，增加血栓形成的风险。患者应尽量避免长时间保持同一姿势，每隔一段时间起身活动一下。穿着弹力袜，可施加适当的压力，有助于改善血液循环，预防血栓形成，可根据医生的建议选择合适的弹力袜。

（5）出院后定期到门诊复查，如出现下肢肿胀、胸闷、气紧等应及时就医。

（6）出院后应积极调整心态，保持乐观、积极的心态，必要时可寻求心理咨询。

（鲁灵容　龙思涵）

第四节　肾静脉压迫综合征

肾静脉压迫综合征（也称为胡桃夹综合征），是左肾静脉在汇入下腔静脉过程中在穿经由腹主动脉和肠系膜上动脉所形成的夹角或腹主动脉与脊柱之间的间隙处受到挤压，左肾静脉血流回流受阻引起的左肾静脉高压现象。本病好发于儿童和青少年。

一、病因

肾静脉压迫综合征的病因主要是解剖结构上的异常，根本原因是血管间空间不足造成的机械性压迫，导致左肾静脉血液回流障碍，进而引发一系列临床症状。

（一）解剖结构变异

在正常情况下，左肾静脉从肾脏下方流出后，在通过腹主动脉与肠系膜上动脉之间的夹角时，这个角度足够大以允许血液自由流动，但在肾静脉压迫综合征患者体内，这个夹角由于先天发育或某些后天因素变得过小，从而对左肾静脉产生压迫。

（二）先天发育因素

一些患者可能是由于胚胎期腹腔内血管发育不均匀，导致腹主动脉和肠系膜上动脉之间的间隙较窄，使得左肾静脉在通过这个狭窄通道时承受较大的压力。

（三）后天因素

身体消瘦、缺乏足够的腹部脂肪组织者可能该夹角没有足够的缓冲空间，使得左肾静脉更容易受压。此外，某些病理状态如肿瘤、肿大的淋巴结、炎症反应也可能造成局部压迫。

（四）生理变化

青少年在生长发育阶段，尤其是快速生长期，骨骼和血管系统迅速发育，腹部脂肪和其他软组织可能没有同步增长，可能临时增大左肾静脉受压的风险。

（五）其他

在长时间站立、剧烈运动等情况下，盆腔内压力改变，可能加重左肾静脉的受压程度。

二、病理

左肾静脉血液回流受阻，肾静脉压力升高，淤血的静脉系统和尿收集系统发生异常交通；肾盏穹隆部黏膜的炎症、水肿引起非肾小球性出血；肾盏穹隆部静脉壁变薄破裂；当左肾静脉淤血时，黏膜下静脉窦内压力上升导致破裂出血。左肾静脉受压，静脉系统淤血，蛋白质滤出增加，重吸收减少。在左侧精索静脉回流入左肾静脉障碍时，左侧精索静脉即可发生曲张，最终导致阴囊内温度升高，影响精子生成，长时间的精索静脉曲张可引起不育。

三、临床表现

（1）血尿。表现为直立性血尿，即患者在站立或活动后出现血尿，躺下后血尿消失或减轻，尿液可能呈现粉红色、红色、棕红色或棕色。

（2）蛋白尿。患者可能会出现直立性蛋白尿，同样在站立时尿液中蛋白质含量增多，而在平卧时减轻。

（3）腹痛。左肾静脉受压可能导致上腹或腰部疼痛，这种疼痛可能在体位变化、长时间站立、剧烈运动后加重，在休息或俯卧位时有所缓解。

（4）精索静脉曲张。男性患者可能伴随有左侧精索静脉曲张，这是精索静脉回流受到影响所致。

（5）盆腔淤血综合征。在中年女性患者中，可能出现盆腔静脉曲张以及相关的会阴部、下肢静脉曲张等症状。

（6）全身不适。包括疲劳、消化系统症状（如消化不良、恶心、呕吐）等非特异性症状。

（7）尿液成分改变。尿钙排泄量正常，尿液分析可能显示红细胞或尿蛋白异常增多。

（8）动态变化特点。血尿和蛋白尿的程度会随着体位的改变而变化，在站立位时加重，卧位时减轻。

四、辅助检查

（1）彩色多普勒血流扫描，可以作为可疑左肾静脉压迫综合征的首选检查方法。主要观察腹主动脉和肠系膜上动脉夹角变化，观察左肾静脉在腹主动脉和肠系膜上动脉之间受压情况，测量左肾静脉在狭窄前扩张部位最大内径、腹主动脉前方狭窄处内径及流速。

（2）多层旋转CT血管成像（MSCTA），以其无创、快速、优越的图像后期处理软件和高空间分辨力影像等优点已广泛应用于心血管疾病的临床检查和诊断。MSCTA应用于左肾静脉压迫综合征的检查，能清晰地显示左肾静脉、腹主动脉和肠系膜上动脉及其分支血管的解剖全程，三维成像还能更清晰地还原腹主动脉和肠系膜上动脉的空间结构及立体走向，从不同角度观察其异常病理形态。

（3）MRA，由于无辐射而常被使用，也是一种无创性检查方法，能清楚显示左肾静脉扩张、狭窄程度及腹主动脉与肠系膜上动脉夹角的情况。

（4）肾静脉造影，被认为是左肾静脉压迫综合征确诊的金标准。肾静脉造影可直接地观察到左肾静脉在腹主动脉与肠系膜上动脉之间受压或扩张、迂曲的侧支循环，静脉血反流，典型的可在左肾静脉跨过肠系膜上动脉附近出现造影剂充盈中断。

（5）静脉压测定，有很大的个体差异，侧支循环越多，则下腔静脉和左肾静脉的压力梯度越低。正常人压力差在0～1 mmHg，对于左肾静脉压迫综合征患者，压力差在3 mmHg以上才有诊断意义。

五、处理原则

（一）非手术治疗

对于≤18岁体形消瘦的患者，或病程＜6个月且症状较轻的成年患者；镜下血尿或少量间断肉眼血尿，可予保守观察。

非手术治疗包括增加体重、药物治疗［如血管紧张素转换酶抑制剂（ACEI）和阿司匹林可以增加肾脏血流灌注］、主动检测等。一方面等待侧支循环的建立；另一方面，体重增加，肠系膜上动脉起始部周围脂肪结缔组织增加，可减轻左肾静脉受压迫程度。

（二）手术治疗

对于严重的肉眼血尿甚至合并贫血或蛋白尿导致大量蛋白质丢失；左侧腰背部及盆腔疼痛影响生活，治疗后无法缓解；左肾功能进一步损失等情况，需要考虑外科手术干预治疗来解除左肾静脉压迫情况。

1.左肾静脉血管内支架置入术

该方法仅通过腹股沟皮肤穿刺经股静脉放置血管内支架扩张左肾静脉受压段，具有组织损伤小、康复快、住院时间短、并发症少、伤口外观好等优点。患者需长期或终身进行抗血小板治疗。并发症：支架脱落、血栓形成。

2.腹腔镜下左肾静脉3D打印血管外支架置入术

根据肾脏和血管的3D模型，利用软件为患者设计个性化、具有抗移位功能的血管外支架模型，随后在腹腔镜下进行支架置入，解除左肾静脉受压的同时，无须离断大血管，从而减小手术难度，降低手术风险，且无须抗凝治疗。相比血管内支架，支架移位的概率更低，成为当前主要手术方式。

六、护理措施

（一）非手术治疗的护理

1.心理护理

患者往往精神不振，抑郁消沉，常疑惑自己是否得上了不治之症。有的患者曾出现轻生的念头。因此，应重视患者的心理护理。对患者给予及时的心理安慰及支持，向患者阐明治疗的必要性并说明血尿原因，进行肾静脉压迫综合征病因的相关宣教，告知患者只要按照医嘱配合治疗，就可能避免手术治疗，减轻经济负担，以增强患者战胜疾病的信心。

2.饮食护理

嘱咐患者多饮水，摄入量＞2 500 mL/d。目的是增加尿量，促进细菌、毒素及炎性分泌物通过尿液排出，避免因体液不足引起血液浓缩而导致血栓。清淡饮食，多食用一些富含膳食纤维的食物，避免便秘。加强营养，进食富含蛋白质、维生素的食物，增加体重，腹膜后脂肪组织的累积可在一定程度支撑肠系膜上动脉，降低对左肾静脉的压力。

3.用药指导

ACEI或阿司匹林的补充治疗可优化肾脏灌注，保护肾脏功能，改善症状，应指导患者遵医嘱用药。

4.定期随访

遵医嘱定期门诊复查，长期随访。若患者症状加重不能耐受，应考虑手术治疗。

（二）术前护理

1.完善术前相关检查及评估

（1）术前指导并协助患者完成各项常规检查，包括血常规、尿常规、凝血常规、心电图、胸部CT等检查。监测患者有无贫血，严重贫血者术前予以纠正，加强营养，给予优质蛋白饮食，必要时输血。

（2）入院后行自理能力、跌倒/坠床风险、压力性损伤、血栓风险、营养风险评估，根据评分结果制订相应的护理计划。

2.肠道准备

术前2小时禁饮、6小时禁食，做好肠道准备。

3.呼吸功能锻炼

指导患者学会深呼吸训练（通过鼻子慢慢地吸气，让气息充满腹部，不要让肩膀上升，而是让腹部膨胀。通过嘴巴或鼻子慢慢地呼气，尽可能地将所有空气呼出，让腹部逐渐收缩，保持吸气和呼气的节奏）、吹气球训练等。

4.心理护理

部分患者年龄偏小，对疾病、手术等认知不到位，存在恐慌、抑郁等心理，且该疾病长期反复可见血尿，会导致患者情绪波动较大。因此在手术前，需及时与患者进行有效沟通，了解其对疾病的认知情况，鼓励患者说出其担忧、恐慌的问题，针对性给予有效的干预。通过已制作好的3D模型，用通俗易懂的语言向患者讲解疾病情况、手术过程及术后可能出现的不良症状及处理方式，使其有一定的心理准备，同时将相关知识制作成健康宣教手册，使患者通过不断翻阅加深认知，从而进一步缓解紧张、恐慌等情绪。此外，向患者列举已康复患者的实例，使其对治疗充满信心。对此类患者进行情感沟通并给予人文关怀，可以进一步消除患者的心理障碍，明显缩短住院时间。

5.血管外支架准备

由于患者个体差异及生理解剖多样性，传统的血管外支架无法做到个性化定制。3D打印技术具有高效性、精确性、安全性，使置入的血管外支架更适合患者体内解剖位置，不仅减少手术风险，而且使手术更精确、安全，提高手术成功率。

6.营养支持

由于疾病、心理的影响，患者多存在食欲不佳的情况，且长期的血尿、蛋白尿致使身体处于营养不良或贫血状态。因此在术前需及时调整患者身体状态，便于更好地进行手术。首先通过清淡饮食使其逐渐恢复食欲，然后指导患者充分摄入鸡蛋、牛奶、牛肉、蔬菜、水果等食物，加强营养。

7.术前常规护理

（1）必要时遵医嘱做好血型鉴定和交叉配血试验，备好一定数量的浓缩红细胞或血浆，准备术前用药。

（2）嘱患者修剪指甲，拭去指甲油、口红，剃掉胡须，取下活动性义齿、眼镜、手表、首饰等物品，长发患者可将头发编于两侧，更换患者服。

（3）由于3D打印血管外支架置入术要求明确腹主动脉及肾静脉周围血管走行，需行动脉造影术，指导患者练习术中配合体位，做好腹股沟区备皮，备好加压盐袋。

（三）术后护理

1.病情监测

（1）持续进行床旁心电监测，低流量鼻塞吸氧，观察患者基本生命体征、血氧饱和度、神志等的变化情况，术后第一天根据患者情况停止心电监护及氧气吸入。

（2）需检测患者血尿变化情况，每天检查尿常规，了解患者的恢复情况，准确、及时记录尿量、性质及颜色。

（3）因3D打印血管外支架对患者属异物，周围组织生长需适应，故应观察患者有无腹痛及腰背部疼痛，如出现疼痛可行床旁B超检查支架固定有无移位，未出现移位者给予镇痛药物缓解疼痛。

2.体位与活动

为避免支架移位，需嘱患者绝对卧床5～7天，待支架周围组织生长、支架固定良好，病情稳定后再进行相关的功能锻炼。在绝对卧床期间，患者可适当活动四肢，可行握拳、肘关节屈曲活动，双下肢屈膝伸展活动，双足踝泵运动，但不可翻身。此类患者一般多采用R型体位垫轴线左右侧卧30°～45°，并逐步半卧位30°、半坐位45°、床边坐位90° 至下床活动。

3.饮食护理

术后第一天指导患者先少量饮水，无腹胀后可进食少量流质饮食，随后逐渐过渡至半流质饮食，勿进食牛奶、豆浆等易产气的食物，待患者未出现不适后，可进普食，多食富含维生素、优质蛋白的食物。

4.皮肤护理

长时间卧床会使局部皮肤受压严重，血液循环不良，易出现压力性损伤。在患者卧床期间应保证床单位干燥、清洁、平整，对于明显消瘦的患者，可在其骶尾部用压力性损伤贴保护皮肤。

5.伤口及引流管护理

密切观察伤口敷料情况，如有渗血、渗液，及时更换敷料，保持引流管妥善固定，观察引流液的颜色、性质、量，准确记录，如引流液呈鲜红色或引流液量每小时＞100 mL，应立即报告医生并配合处理。

6.心理护理

部分患者术后期望血尿立即消失，而血尿一般1～2周消失，因此患者易对自身治疗效果产生质疑，且认为体内血管外支架为异物，容易产生焦虑、恐惧心理，故术后应给予患者心理疏导，告知患者血尿消失是一个渐进的过程，短期血尿属正常现象，同时讲解3D打印血管外支架材质属钛合金，在人体内组织相容性较好，硬度强，不易发生变形，且其采用多孔镂空设计，既减轻其重量（3～5 g）又便于周围组织对外支架的固定，减轻患者因担心治疗效果不佳、对支架排斥等而产生的心理压力，消除患者疑虑，缓解患者焦虑情绪。

7.并发症的观察及护理

1）腹膜后出血

腹膜后出血是主要并发症，由于术中需打开后腹膜，此处大血管繁多，血管走形复杂，剥离面广，在游离肠系膜上动脉、腹主动脉和左肾静脉时，术中器械操作易伤及血管，因而术后易引起腹膜后出血。

处理：术后严密监测患者心率及血压变化，注意观察腹部体征，以及口唇、四肢末端颜色等微循环情况，观察患者有无休克早期症状。对于心率逐渐增快、血压偏低、四肢末端循环不良者，及时通知医生急查血常规和彩色多普勒超声，必要时给予手术探查。

2）血管外支架移位

患者活动后突然出现腰腹痛症状，或术后血尿减轻后再次逐渐加重，应及时进行相关检查，明确支架位置有无变化，有变化则考虑活动后血管外支架移位。

处理：患者术后应绝对平卧休息5～7天，术后1个月内避免剧烈活动，如出现上述症状及时行相关检查。

3）静脉血栓形成

血管外支架置入术后因要求患者绝对卧床5～7天，故下肢活动减少，血液回流缓慢，易引起下肢静脉血栓形成。

处理：①遵医嘱给予双下肢气压泵间断肌肉按摩治疗，30分/次，2次/天。②指导患者进行主动或被动下肢屈伸运动、踝泵运动以促进血液回流，预防血栓形成。③观察患者双下肢血运状况，如出现下肢肿胀、触痛、皮温升高、皮肤发红，应行彩色多普勒超声检查明确有无血栓形成。④观察患者是否出现胸闷、气短、呼吸困难，如有应警惕肺栓塞的发生。

七、出院指导

（1）告知患者手术治疗后血尿消失是一个渐进的过程，以消除其疑虑，缓解其焦虑情绪。

（2）指导患者加强营养，进食高蛋白、高热量、高维生素饮食，适当维持体重，防止过度消瘦导致肠系膜上动脉周边的脂肪组织骤减，从而导致肾静脉受压进而引起疾病。

（3）患者出院后，告知其在1个月内避免剧烈运动，避免其左侧躯体受到撞击。

（4）告知患者应生活规律，保持大便通畅，预防呼吸道感染，避免用力咳嗽。

（5）告知患者定期复查双肾动静脉三维成像、尿常规及彩色多普勒超声，了解肾静脉血流情况及支架有无移位。

（鲁灵容　张艳）

第五节　髂静脉压迫综合征

髂静脉压迫综合征（IVCS）是髂静脉受动脉或其他腔外结构压迫或存在静脉腔内异常粘连所引起的下肢静脉和（或）盆腔静脉血液回流障碍性疾病。

一、病因

（一）解剖学因素

在人体解剖结构上，左侧髂总动脉通常跨越在前方左侧髂总静脉上，加上腰骶椎骨的后方支撑，使得髂静脉在此处形成一个自然的"挤压点"。长期受到动脉搏动和脊柱对静脉壁的机械性压迫，可导致静脉壁受损，出现炎症反应及继发性纤维化、粘连，最终导致管腔狭窄或闭塞。

（二）力学因素

长时间站立或坐姿不良，导致盆腔内压力分布不均，增加髂静脉受压迫的风险。

（三）慢性劳损

长期重复的机械性应力作用于髂静脉，如久站、久坐或重体力劳动，可能加剧髂静脉受压迫的程度。

（四）病理因素

某些病理状况，如子宫肌瘤、宫颈癌或其他盆腔内的肿瘤、囊肿、炎症性病变等，可能直接或间接压迫髂静脉。

（五）外伤

直接外力作用于髂部区域，造成髂静脉损伤、血栓形成，可以引起IVCS。

（六）其他

髂静脉血栓形成、髂静脉炎、静脉曲张等静脉系统的疾病在进展过程中，可能导致髂静脉受压或腔内狭窄。

二、病理

随着动脉搏动和腰骶椎长时间挤压刺激，髂静脉内膜可能出现损伤，包括弹性蛋白、胶原蛋白减少及内膜纤维化，从而造成静脉腔内粘连、内膜增生及"棘状物"形成，进而加重远端血液回流障碍。病理结构的改变最终会导致管腔狭窄、静脉血流异常及单侧静脉高压。

三、临床表现

IVCS按照临床表现的差异可分为无症状髂静脉受压、髂静脉腔内"棘状物"形成和同侧下肢DVT 3个临床阶段。患者早期多无明显症状或症状轻微，随着病程进展及髂静脉腔内"棘状物"的形成，患者可表现出一系列慢性静脉功能不全的症状，包括但不限于下肢肿胀、静脉曲张、毛细血管扩张、皮肤色素沉着、静脉性跛行、静脉性湿疹、溃疡等，部分女性患者还可能出现盆腔静脉功能不全的特征，如会阴部胀痛、性交不适等。部分患者可因妊娠、产后、术后下肢制动及口服避孕药等出现下肢DVT，而髂股DVT所致的股青肿可能导致急性肢体缺血和静脉性坏疽。此外，一部分IVCS合并下肢DVT的患者可能出现肺动脉栓塞。

四、辅助检查

（1）彩色多普勒超声，具有无创、安全和快速等优点，广泛应用于血管疾病的检查。IVCS主要表现为狭窄段髂静脉前后径减小、左右径增宽、远端静脉血流速度减慢甚至血栓形成及髂静脉受压狭窄处血流加速。髂静脉位置较深，彩色多普勒超声检查由于容易受到患者肠道气体、腹壁脂肪等影响，故敏感度较低。

（2）CTV，能清楚显示髂静脉周围结构，在判断髂静脉受压因素方面具有重要意义，诊断髂静脉狭窄的敏感度较高，CTV的局限之处为其为静态成像，不能提供静脉血流动力学信息，同时会受患者呼吸、心脏搏动、体循环容积等因素干扰。

（3）MRV，在判断髂静脉受压管腔狭窄、侧支循环形成、血栓形成及周围结构方面的价值与CTV基本类似，但MRV不受造影剂的限制，且没有X线的影响，在孕妇、肾功能衰竭等患者的检查中具有独特优势。

（4）数字减影血管造影（DSA），目前DSA仍然被认为是诊断IVCS的金标准。DSA除了可以显示髂静脉全貌外，还能够对髂静脉狭窄的位置、严重程度、血流速度、静脉反流、侧支开放等情况进行实时评估，常用于指导临床治疗。DSA是侵入性操作，一般不常规用于疾病的诊断。

（5）血管内超声，可实时评估髂静脉管腔和管壁，动态记录管腔狭窄部位、腔内"棘状物"或血栓等信息，计算管腔狭窄程度，测量病变血管长度，为后续球囊及支架的选择、定位提供重要参考。

五、治疗

（一）非手术治疗

非手术治疗包括物理治疗和药物治疗。单纯非手术治疗无法解决髂静脉受压的根本原因，主要用于缓解IVCS的早期症状或作为手术的辅助治疗手段出现。

1.物理治疗

（1）主要措施为调整生活习惯，避免久坐久站，长时间站立或活动时穿戴一级到二级压力的弹力袜或使用弹力绷带。

（2）平卧时抬高患肢，进行踝关节和小腿的无张力运动，当条件允许时使用充气加压等物理治疗改善下肢静脉血液回流，减轻患者下肢静脉曲张。

2.药物治疗

静脉活性药物，如黄酮类、七叶皂苷类、香豆素类等能够增加静脉张力，改善血管通透性，促进淋巴和静脉血液回流，缓解下肢酸胀、沉重、疼痛和水肿等症状。另外，对于下肢DVT患者，在低分子肝素治疗后行华法林抗凝治疗是目前最主要的药物治疗方案。

（二）手术治疗

对髂静脉狭窄程度＞50%或腔内有隔膜、粘连者予以手术治疗。

1.非血栓性髂静脉压迫综合征

介入手术以球囊扩张和支架置入为主要方式。由于髂静脉持续受压，球囊扩张后血管内的"棘状物"不会消失，单纯的球囊扩张不能实现有效再通。因此，在球囊扩张后往往需要行支架置入，以避免静脉回缩塌陷。置入支架可以有效减轻髂静脉的狭窄，恢复深静脉的通畅，从而减轻肢体症状和减少DVT的发生风险。术后通常以抗凝治疗为主，一般建议术后足量、规律抗凝治疗不少于6个月，对于髂静脉闭塞、血栓形成高风险或髂静脉流入端不佳的患者，适当延长抗凝时间。

2.血栓性髂静脉压迫综合征

对于血栓性髂静脉压迫综合征，可采用血管腔内治疗，包括CDT、PMT、PTA、支架置入术或这些技术的组合。若行CDT及PMT，治疗方法与急性下肢DVT治疗方法类同，可考虑术前置入IVCF，避免肺栓塞。在血栓清除后，可行导管静脉造影，以评估病变血管，若存在残留血栓且明显影响血流速度或髂静脉狭窄＞50%、可能出现沿静脉壁的残余闭塞性病变，行单纯的PTA可能不会产生持久的结果，此时可行PTA联合支架置入术，并且术后常规行抗凝治疗。

六、护理措施

（一）非手术治疗的护理

1.体位管理

鼓励患者在休息时将受影响的下肢抬高，有助于减轻下肢水肿和静脉充血，促进血液回流。

2.物理治疗

使用弹力袜或者弹力绷带包扎下肢，可促进静脉血液回流，减轻静脉淤滞及腿部肿胀。

3.生活方式调整

（1）运动与休息。建议患者定期进行适量的腿部运动，如踝泵运动、行走等，避免长时间站立或坐着不动。

（2）体重控制。过重会增加下肢静脉压，故维持适宜体重很重要。

（3）健康饮食。摄入富含蛋白质、维生素C和其他有助于血管健康的食物，同时限制食盐摄入以减轻水肿。

4.药物治疗的护理

（1）用药监督。按照医嘱正确服用抗血小板药物（如阿司匹林）、抗凝药物（如华法林），防止血栓形成或进一步发展。

（2）观察药物的不良反应。密切注意药物引起的出血倾向或其他不良反应，并及时向医生报告。

5.自我护理教育

（1）教育患者如何识别并发症，如急性DVT的迹象和症状。

（2）告知患者定期复查的重要性，以便监测疾病的进展和治疗效果。

6.心理支持

提供必要的心理支持，帮助患者应对疾病带来的生活不便和心理压力。

7.症状监控

（1）定期测量患肢周径，对比记录肿胀情况。

（2）监测患者是否出现新的症状或原有症状是否恶化。

（二）术前护理

1.心理护理

患者对介入治疗认识不够，对接受介入治疗信心不足，容易产生紧张、恐惧及焦虑的心理。因此，护理人员应主动、热情、耐心地向每位患者及家属做好解释工作，讲明治疗的目的及优点、操作方法、注意事项等，并介绍成功病例，消除患者负面心理，使患者积极主动配合治疗，减少并发症的发生。

2.术前评估

（1）指导患者做相关检查，如血常规、血生化、凝血功能、心电图、胸部CT等，确认患者无出血表现、无心肝肾功能不全等手术禁忌。

（2）详细询问患者有无药物过敏史。

（3）对下肢水肿情况进行详细记录，包括患肢周径、皮肤颜色、皮温、足背动脉搏动情况等。

3.术前常规准备

（1）清洁脐以下至大腿上1/3，包括会阴部皮肤，必要时备皮。

（2）训练患者床上大小便。嘱患者术前更换患者服。

（3）术前根据患者腿围准备合适的弹力袜。

4.饮食护理

介入治疗前无须禁食禁饮，可进食清淡饮食。

（三）术后护理

1.一般护理

单纯行介入手术后可不用安置床旁心电监护，但需定时监测患者体温、脉搏、呼吸及血压，如患者行介入手术+血管腔内治疗则应安置床旁心电监护及吸氧装置，监测基本生命体征及血氧饱和度。

2.伤口护理

术后穿刺点用纱布加压包扎，按压穿刺点1小时，用1 kg盐袋压迫穿刺部位6小时，避免出血，观察穿刺点有无渗血。

3.体位护理

患者保持平卧6小时，患肢抬高30°，高出心脏水平20～30 cm为宜，严禁弯曲、蜷缩，24小时内制动患肢，观察肢端皮温、皮肤颜色及足背动脉搏动情况。指导患者行主动踝泵运动，防止DVT，24小时后可逐步下床活动。

4.饮食护理

嘱患者进食易消化、清淡饮食，少食多餐，多饮水，以加速造影剂的排泄，减轻肾脏负担。

5.用药护理

患者术后需抗凝治疗，使用抗凝药物期间容易引起出血，故护理人员在进行各种护理操作时，动作要轻柔，在穿刺和注射后适当延长局部压迫时间。在腹部皮下注射低分子肝素时，提起患者局部皮肤，避开皮下血管，左右腹交替注射，注射后增加按压时间。注意观察患者穿刺处敷料情况及有无血肿，皮肤黏膜有无出血点，意识与瞳孔有无异常，有无血尿、黑便等出血表现。定期复查患者凝血功能，发现异常及时报告医生。

6.并发症的观察及护理

1）深静脉血栓形成

观察患者有无下肢肿胀、触痛等血栓形成的表现。

处理措施：

（1）指导患者在床上活动四肢，行双足踝泵运动，24小时后可下床活动。

（2）遵医嘱予气压治疗。

（3）鼓励患者多饮水，保持大便通畅。

2）急性肺栓塞

观察患者生命体征、神志，有无突发气促、剧烈胸痛、咯血等肺栓塞症状和体征。

处理措施：立即报告医生，协助患者采取平卧位，避免深呼吸、咳嗽及剧烈翻身，予高浓度（6～8 L/min）吸氧。

3）背痛

髂股静脉支架置入后患者常出现背痛情况。

处理措施：根据患者疼痛情况遵医嘱使用镇痛药物。即使出现下腰椎和骶骨上部区域神经受压导致的重度背痛，也很少有患者取出支架，多数患者的疼痛可在2～3周缓解。

七、出院指导

（1）在卧床休息时抬高患肢，高于心脏平面30°，并进行双足踝泵运动，减少血液淤滞及水肿。行走时使用弹力绷带或弹力袜（6个月以上）以促进静脉血液回流。

（2）平时应注意体位，避免跷"二郎腿"，注意膝盖下方避免垫软枕，请勿长时间站立或坐着不动，以防静脉血液回流障碍，发生足背、足趾水肿和微血管血栓形成。

（3）保持乐观、稳定的心态，戒烟戒酒。

（4）合理饮食，防止过度肥胖，可通过多食高纤维饮食、摄入充足的水分来防止便秘，因便秘和超重可使静脉压力增高，易引起下肢静脉疾病。

（5）平时应注意穿着舒适的衣服，避免穿紧身衣、紧身裤、紧身袜及束过紧的腰带；选择舒适合脚的鞋子，鞋跟不宜过高，以3～4 cm为宜。

（6）遵医嘱按时服药。使用抗凝药物的患者，在用药期间请注意观察有无牙龈出血、血尿、黑便等出血表现，定期门诊复查血常规、凝血指标（如PT、APTT、INR），根据结果及时调整抗凝药物的剂量并警惕其不良反应，保证用药安全和疗效。

（7）定期门诊随访。若患肢出现疼痛、肿胀、皮温升高、皮肤颜色改变，应立即来院就诊，进一步检查、治疗。

（鲁灵容　燕玲玲　余娜）

第三章
动脉疾病

第一节　动脉硬化性闭塞症

动脉硬化性闭塞症（ASO），是一种慢性进展性血管病变，主要是动脉内膜下的脂质（如胆固醇）和其他物质积聚形成的粥样斑块导致的疾病。这些粥样斑块会使动脉壁变厚、硬化，进而引起动脉管腔狭窄，并丧失正常的弹性和顺应性，血管壁变硬、缩小，严重时完全闭塞，阻碍血液流动。随着时间推移，斑块可能并发血栓形成，进一步加剧管腔的狭窄或闭塞。这种病症主要发生在大、中型动脉，尤其是在身体远端部位供应血液的动脉，例如下肢动脉、腹主动脉及其分支如髂总动脉、股动脉等的分叉、弯曲部位尤为常见。

一、病因

动脉硬化性闭塞症是多因素交互作用的结果，其中既有不可控的遗传和年龄因素，也有许多可控的生活方式和其他与健康状况相关的因素。

（一）年龄

随着年龄的增长，动脉硬化性闭塞症的发生率会逐渐增加。

（二）生活方式

（1）吸烟。吸烟被认为是动脉硬化性闭塞症的重要独立危险因素，尼古丁和其他有害物质可直接损害血管内皮，促进动脉硬化进程。

（2）不健康饮食。高热量、高脂肪、高盐及低膳食纤维饮食可导致高血脂、高血压和糖尿病等问题，进一步加速动脉硬化。

（3）缺乏运动。长期久坐不动，运动量减少，不利于血脂调节和血液循环。

（三）基础疾病

（1）高血压。长期未控制的高血压会对动脉壁产生压力负荷，促进动脉硬化。

（2）高血脂。尤其是胆固醇和低密度脂蛋白胆固醇水平升高，会加快动脉内膜的脂质沉积。

（3）糖尿病。糖尿病患者的糖脂代谢异常能加速动脉硬化的发展，尤其容易导致外周血管病变。

（4）动脉粥样硬化。动脉粥样硬化是发生动脉硬化性闭塞症的根本原因，是指动脉内膜下的脂质（主要是胆固醇和甘油三酯）沉积并伴随炎症反应和纤维组织增生，形成动脉粥样硬化斑块。这些斑块可以变得坚硬并且突出至管腔内，逐渐使动脉管径变窄，直至完全闭塞。

（5）肥胖。肥胖可增加心脏负担，同时与高血压、糖尿病、高血脂等疾病密切相关。

（四）遗传因素

部分人群可能存在遗传易感性，如某些基因突变可能增加动脉硬化的风险。

（五）心理因素

长期的精神压力、情绪紧张可能间接影响心血管系统的健康。

二、病理

动脉硬化性闭塞症是一种慢性进行性疾病，涉及多个病理生理过程，包括动脉壁的内膜、中层和外膜等多个层次的改变，并且受到多种系统性因素的影响。主要病理特征在于动脉壁的结构和功能发生显著改变，这些变化主要包括以下几个方面。

（一）内膜改变

（1）内膜粥样硬化斑块形成是核心病理变化。斑块主要由胆固醇结晶、脂质、炎症细胞（如巨噬细胞形成的泡沫细胞）、纤维组织、钙盐沉积物构成。

（2）内膜因斑块形成而增厚，斑块逐渐增大并突入管腔，造成管腔狭窄。

（二）中层改变

（1）中层的平滑肌细胞和平滑肌纤维发生变性、萎缩甚至坏死，同时胶原纤维增加并可能出现钙化，尤其是在疾病晚期可能会看到环状排列的中层钙化。

（2）血管壁硬度增加，弹性降低，顺应性减弱。

（三）血栓形成与闭塞

（1）当动脉粥样硬化斑块破裂或不稳定时，容易诱发血小板聚集和血栓形成，进一步加重管腔狭窄，直至完全闭塞。

（2）血栓形成可能导致急性或慢性血液供应中断，进而引发局部组织缺血。

（四）局部血流动力学改变

（1）病变常见于血管分叉部位和弯曲部，这些地方由于血流动力学的影响（如湍流、涡流），更易引发内膜损伤和斑块形成。

（2）下肢受累更为常见，这与立位时下肢血压增高及血流动力学特点有关。

（五）全身性病理生理机制

（1）脂质代谢紊乱，如高胆固醇、高甘油三酯水平，是促进动脉硬化性闭塞症发展的重要因素。

（2）血液流变学异常，包括血流速度、剪切力、张力的改变，以及血管壁功能障碍。

（3）凝血系统和纤溶系统失衡，倾向于形成血栓。

（4）其他风险因素，高血压、糖尿病、吸烟、年龄增长、遗传因素等参与疾病的进展。

三、临床表现

动脉硬化性闭塞症临床表现具有渐进性和多样性，根据病变程度和血流障碍的严重性，可分为以下四个阶段。

（一）微症状期或隐匿期

1.轻微主诉期

患者可能无明显症状，或者仅有轻微的下肢不适，如发凉、麻木、轻度疼痛，尤其是在活动后或暴露于低温环境时症状更为突出。

2.运动耐受性下降

初期患者可能在行走较长距离或爬楼等活动后感到下肢易疲劳，休息后症状迅速缓解。

（二）间歇性跛行期

1.典型症状

间歇性跛行是最具特征性的症状，表现为行走一定距离（通常为200～500 m）后，下肢出现酸痛、痉挛或沉重感，迫使患者不得不停下来休息，休息数分钟至十几分钟疼痛减轻，再次行走则症状重现。

2.疼痛分布

疼痛通常位于小腿或足部，病变部位不同，疼痛部位亦有所差异，如病变位于主–髂动脉者，疼痛可能集中在下腰部、臀部或大腿后侧；病变在股动脉者，疼痛更多出现在小腿或足部。

（三）静息痛期

1.持续性疼痛

当病情进一步发展，患者在静息状态下（尤其在夜间）也会感到患肢疼痛，称为静息痛，疼痛往往在肢端最为严重，导致患者难以入睡，被迫保持特殊的体位，如抱膝而坐。

2.组织营养障碍

此时患者下肢皮肤开始出现营养不良的表现，如皮肤苍白或蜡黄、皮温降低、毛发脱落、指甲增厚变形、肌肉萎缩等。

（四）组织坏死期

1.组织缺血性损伤

由于长时间的血流供应不足，患者下肢可能出现皮肤色素沉着、营养性改变，严重时出现皮肤溃疡，尤以足部为多见，且往往经久不愈。

2.肢体坏疽

在严重缺血的情况下，患者下肢远端组织（如足趾或整个足部）由于缺血时间过长，会发生不可逆的细胞死亡，表现为干性坏疽或湿性坏疽，最初多见于足趾，而后逐渐向足部、踝部乃至小腿蔓延。严重时疼痛反而减轻，但预示着病情已经进入危险阶段。

3.全身反应

部分患者可伴随感染、败血症、全身中毒等，出现发热、寒战、精神萎靡等症状，此时患者面临截肢风险。

4.并发症状

部分患者可伴有周围神经病变带来的感觉异常，如麻木、刺痛等，以及运动协调障碍。

5.其他

（1）肢体肿胀。在慢性缺血期，由于静脉血液回流受阻和淋巴循环障碍，患者下肢可能出现轻度至中度的水肿。

（2）患肢动脉搏动减弱或消失，血压测量显示踝肱指数（ABI）降低，下肢皮温降低，足背或胫后动脉触不到搏动或搏动微弱。

四、辅助检查

（一）踝肱指数

ABI是踝部动脉收缩压与上臂（肱动脉）收缩压的比值，能够无创、客观、有效地反映动脉血供情况。ABI作为诊断下肢动脉硬化性闭塞症的一项简单、无创的血管辅助检查，是反映下肢缺血程度的一个重要量化指标，近几年开始用于患肢术前初步评估，是下肢缺血性疾病的首选筛查方法。通过比较上臂和下肢踝部的收缩压值，评估下肢动脉血流状况。ABI正常值为1.00～1.40，ABI≤0.9提示下肢动脉供血不足，是诊断外周动脉疾病的重要指标。

1.操作步骤

（1）患者平卧，前臂伸直，掌心向上，右侧肱动脉与心脏呈同一水平。

（2）缠绕肢体压力带，下缘距离肘窝上方2 cm，松紧以能插入一指为宜。

（3）在右侧肱动脉搏动标记部位涂耦合剂。

（4）将探头放在耦合剂处，打开多普勒血流探测仪。

（5）肢体压力带充气后缓慢放气至听到第一声动脉搏动声响，此时读数即为右上肢血压值，记录数值。

（6）依次测量并记录右下肢胫后动脉、足背动脉血压值及波形。

（7）同法，测量并记录左上肢血压值，左下肢胫后动脉、足背动脉血压值及波形。

2.注意事项

（1）动态观察ABI期间统一测量点，首次测量标记测量部位，确保测量结果具有可比性。

（2）超声探头应放在目标动脉搏动感较强的部位，并朝向血流方向。

（3）充气和放气匀速。

（4）选择血流声音较清楚、响亮；或波形峰值较高、清晰时的数值读数，及时记录。

（5）在条件允许的情况下，每个部位连续测量2～3次，取平均值。

（二）彩色多普勒超声检查

这是一种无创、简便且经济的检查方法，可以初步判断动脉是否存在狭窄或闭塞。彩色多普勒超声检查可以显示动脉的血流速度、血流方向和血流状态，有助于评估病变的严重程度和范围。彩色多普勒超声检查目前在临床上作为筛查动脉硬化性闭塞症首选的检查方法，但其准确性依赖仪器及操作者的水平，因此尚有一定的局限性。

（三）血液实验室检查

（1）血脂分析，包括总胆固醇、低密度脂蛋白胆固醇、高密度脂蛋白胆固醇、甘油三酯等，有助于了解患者的血脂水平及动脉硬化的风险。

（2）血糖、糖化血红蛋白，对于合并糖尿病的患者，检测血糖水平和糖化血红蛋白有助于评估血糖控制情况和血管并发症风险。

（3）PT、APTT等，用于判断患者是否有血液高凝状态，有利于指导抗凝治疗方案。

（四）影像学检查

1.CTA

CTA是一种无创的血管成像技术，通过静脉注射造影剂后，利用CT获得血管的三维图像。CTA可以清晰地显示动脉的形态、狭窄程度和闭塞部位，对于制定治疗方案具有重要参考价值。CTA图像由于动脉壁的钙化影响动脉的有效显影，对远端小动脉的显影有时不理想。

2. MRA

MRA是一种利用磁共振成像（MRI）技术来显示血管结构的无创检查方法。它不需要注射造影剂，尤其适用于对碘过敏或肾功能不全不能接受造影剂的患者。通过特殊的序列和技术，可以清晰地显示动脉的解剖结构和病变情况。MRA对于评估动脉硬化性闭塞症的病变范围和程度具有重要价值。然而，MRA图像有时会夸大动脉狭窄程度，体内有铁磁性金属置入物患者不适合行MRA。此外还有扫描时间长，老年人或幼儿耐受性差的特点。

3. DSA

DSA是一种有创的血管成像技术，被认为是诊断动脉硬化性闭塞症的金标准，可以直观地看到动脉的狭窄、闭塞和侧支循环情况，为制定手术方案提供准确依据。然而，DSA是一种有创检查，具有一定的风险，因此在临床上通常作为其他无创检查方法的补充或验证手段，尤其是在CTA和MRA成像不佳、不能明确诊断时，DSA仍是最为重要的检查手段。

4.血管内超声及光学相干断层成像

（1）血管内超声。在血管造影引导下，通过导管将微型超声探头送至血管内部，直接观察动脉粥样硬化斑块的形态、大小和性质。

（2）光学相干断层成像（OCT）。具有更高的分辨率，可以更细致地描绘血管内膜和斑块的细节结构。

（五）功能性测试

运动负荷试验：让患者步行或行踏车运动，观察运动前后ABI的变化，评估下肢在运动负荷下血流供需平衡的情况。

五、治疗

（一）非手术治疗

1.生活方式干预

（1）戒烟。戒烟是所有治疗措施的基石。研究表明吸烟显著增加下肢动脉硬化性闭塞症的发生风险，尤其与间歇性跛行的发生率密切相关，因此，强烈建议患者戒烟。

（2）合理膳食。调整饮食结构，提倡低盐、低脂、低糖饮食，减少饱和脂肪酸和胆固醇的摄入，多吃富含不饱和脂肪酸（如鱼类、坚果、橄榄油）、膳食纤维、抗氧化物质（如维生素C、维生素E）的食物。

（3）体重管理：针对超重或肥胖患者，通过合理的饮食控制和适度的体育活动减轻体重，有助于降低血脂水平和血压，减轻心脏负荷。

2.运动疗法

定期锻炼，指导患者进行规律的有氧运动，如行走训练（如间歇性跛行患者实施的"跛行距离"行走锻炼），通过逐步增加活动量刺激患者肢体侧支循环的建立。

3.药物治疗

（1）调脂药物。应用他汀类药物降低低密度脂蛋白胆固醇水平，抑制动脉粥样硬化斑块进展。

（2）抗血小板药物。如阿司匹林或其他抗血小板制剂，用于预防血栓形成，维持血液流畅。

（3）血管扩张剂。使用能改善微循环、扩张血管的药物，如钙通道阻滞剂、前列环素及其类似物，以改善下肢血流供应。

（4）其他药物。根据具体情况选用降低血压、血糖的药物，以及溶栓药物或抗凝药物，以达到改善血液高凝状态的目的。

4.特殊疗法

如高压氧疗法，部分患者可尝试高压氧治疗，通过提高血氧含量和弥散能力，改善缺氧组织的氧合情况，促进受损组织修复。

5.其他综合治疗

（1）心理支持与行为干预。鼓励患者保持积极心态，参加心理咨询，形成良好的应对策略，减轻疾病带来的心理压力。

（2）病情监测与自我管理教育。定期检查血脂、血压及血糖，遵医嘱服药，学习并实践足部护理技巧，以减少并发症发生风险。

（二）手术治疗

1.适用范围

（1）当下肢动脉硬化性闭塞症发展到一定程度，如出现间歇性跛行、静息痛、足趾溃疡甚至坏疽等症状，经动脉造影显示动脉存在严重狭窄（通常指管径缩小超过50%）时，应考虑手术治疗。

（2）若药物治疗和生活方式改变无法有效缓解症状或提示肢体面临严重缺血风险，需考虑手术干预。

2.评估手术风险

（1）在决定手术前，必须全面评估患者的整体健康状况，特别是心、肺、肝和肾的功能，确保手术耐受性。

（2）对于合并心绞痛、近期发生过脑血管意外、存在肝肾功能衰竭等情况的患者，手术风险较高，需要权衡利弊谨慎选择手术。

3.手术方式选择

根据病变部位、程度及患者的具体条件选择合适的手术方式，包括但不限于以下几种。

（1）PTA。适用于单个或多个短段动脉狭窄，通过导管插入体内，在影像引导下置入球囊扩张或支架，恢复血管通畅。此法创伤小、恢复快，可能需要定期复查以监测再狭窄情况。

（2）动脉旁路手术，当主干动脉闭塞且不适合PTA或动脉内膜剥脱术时，可采用人工血管或自体静脉搭建旁路，绕过病变区，重建血流通道。

（3）动脉内膜剥脱术，适用于较年轻的患者和特定类型的动脉硬化性闭塞症如局限性、可触及的硬斑块病变，通过手术切开动脉直接去除动脉内膜上的斑块，恢复正常血流通道。

（4）网膜移植术，将大网膜移植至缺血区域，利用其丰富的血管床促进侧支循环的形成。

（5）静脉动脉化手术，将健康的静脉改造为新的动脉通道，用于改善下肢血流供应。

（6）其他，包括但不限于内镜下内膜切除术、激光血管成形术、药物涂层球囊、基因治疗等新兴技术，这些方法可根据患者具体病情及医疗中心的技术能力选择。

六、护理措施

（一）非手术治疗的护理

1.护理评估

（1）病史采集。详细了解患者的既往病史，包括高血压、糖尿病、高血脂等慢性疾病史，以及是否有吸烟、饮酒等不良生活习惯。

（2）现病史。评估患者动脉硬化性闭塞症的严重程度，如间歇性跛行的距离、静息痛的程度，患肢皮肤颜色、温度、足背动脉搏动情况。

（3）心肺功能评估。手术患者通过心电图检查、胸部X线检查、肺功能检查等评估心肺功能，确保患者对手术有足够的心肺耐受力。

（4）肾功能评估。手术患者测定肾功能指标如血肌酐、尿素氮，以预防手术期间可能出现的急性肾损伤。

（5）血液系统评估。进行血常规、凝血功能、电解质等相关检查，确保手术安全性。

（6）患肢血流状况。通过触诊、ABI测量、彩色多普勒超声等检查评估患肢血液循环状况及闭塞程度。

（7）皮肤和软组织评估。检查患肢皮肤颜色、温度、完整性，是否存在溃疡、坏死等情况，评估手术前的局部状况。

（8）病情进展评估。定期评估患者疼痛程度、步态变化、活动耐力等。

2.调整生活方式

（1）建议低盐、低脂、高纤维饮食，多食蔬菜、水果，增加富含抗氧化物质、ω–3脂肪酸的食物，以利于血脂调控和血管保护。

（2）嘱患者戒烟，限制饮酒，以减少血管损伤的风险。

3.药物治疗的护理

（1）药物使用指导。向患者详细解释药物的名称、用法、用量和可能的不良反应。确保患者按时按量服用药物，并注意观察药物疗效和不良反应。

（2）药物不良反应的处理。若患者出现药物不良反应，如胃肠道不适、过敏反应，应及时停药并告知医生。根据医生建议采取相应的处理措施。

4.疼痛管理

加强其患肢保暖干预，包括穿戴松软舒适且保暖性好的下肢保护套、加盖棉被等，减少下肢寒冷痉挛相关疼痛感受；禁止患侧足部热敷，避免足部皮肤损伤；在患者下肢疼痛时，将其下肢摆放为自然垂放位置，增加下肢动脉供血，缓解疼痛。

5.心理护理

关注患者的情绪变化，通过与患者沟通、倾听等方式，了解其目前存在的不良情绪及情绪影响因素，实施针对性心理疏导，如讲解不良情绪对其病情影响、与医生沟通更换性价比高的治疗方式、说明保持良好护理依从性对其预后影响，同时指导患者在舒适体位下，以深呼吸、全身肌肉主动舒缓方式缓解不良情绪。实施心理护理可帮助患者稳定情绪，避免其在应激状态下出现血管收缩情况，保持其下肢血流状态的稳定性，缓解其下肢缺血疼痛，同时情绪状态改善有助于降低患者疼痛敏感性，在一定程度上缓解其足部缺血性疼痛。

6.基础护理

（1）皮肤护理。保持皮肤清洁干燥，预防皮肤感染。对于肢体远端出现溃疡或坏疽的患者，应定期清洁伤口，并涂抹适当的药膏或保湿剂。

（2）保暖与防护。注意患肢的保暖，避免寒冷刺激导致血管收缩，同时，避免患肢受到外伤或压迫，以免加重病情。

7.功能锻炼

每次步行30～45分钟，每周至少3次，至少持续12周。

抗阻力运动训练强度应由弱到强，这样不仅能给患者身体一定的适应期限，避免患者受到损伤，而且可促进内皮细胞的分裂和增殖，诱导血管再生，使机体肌肉周围的血管随着运动而舒张，增加肌肉在训练活动中的耗氧量，从而使血液和组织间的氧梯度扩大，改善患者下肢的血液循环，进而有效改善患者足部动脉氧分压、血流值及ABI。

定量运动训练，可改善血管内皮功能，促进血液循环，优化血流分配，防止患者肢体骨骼及肌肉出现失用性萎缩。定量运动训练应根据患者病情以循序渐进的方式增加患者的肌肉负荷能力，使患者在运动中的能量供应由有氧供能和无氧供能共同完成；同时还能促进患者下肢局部侧支循环的建立，促进静脉血液回流，改善患者在运动中的机体耗氧量，从而使患者步行距离较干预前延长，提高患者的行走能力。

在专业人员指导下进行定量运动训练，训练时间固定。在锻炼前，主动向患者及家属讲解干预方案对治疗下肢动脉硬化性闭塞症的基本作用和重要性，提高患者干预依从性。参考患者其间歇性跛行程度、肢体缺血程度等相关指标，完善运动干预方案。训练形式有以下4种。

（1）抗等长阻力训练（针对间歇性跛行患者）。嘱患者取仰卧位，单侧下肢伸直抬高至30°左右，持续5～10秒后放松，两侧交替进行，持续5～10次。对严重肢体缺血患者，嘱其取仰卧位，单侧下肢伸直抬高至30°左右，持续3～5秒后放松，两侧交替进行，持续3～5次。

（2）抗渐进阻力训练（针对间歇性跛行患者）。开始前测量患者股四头肌在紧张收缩期的负荷能力，然后进行抗阻力训练，每次3组，持续10次，每次间隔休息1分钟，3组所用阻力负荷分别为1/2个10 RM、3/4个10 RM、1个10 RM。对严重肢体缺血患者，在开始前测量股四头肌在紧张收缩期的负荷能力，然后进行抗阻力训练，每次3组，持续5～7次，每次间隔休息1分钟，3组所用阻力负荷分别为1/2个10 RM、3/4个10 RM、1个10 RM，逐渐加大训练量。

（3）Buerger运动（针对间歇性跛行患者）。嘱患者平卧，医护人员协助患者抬高患肢至30°～45°，持续1～2分钟，再将患者双脚下垂至床旁，持续2～5分钟，嘱患者活动脚趾，之后肢体放平休息，每天5～10次。对严重肢体缺血患者，嘱其平卧，医护人员先协助其抬高患肢至45°，持续1分钟，再将患者双脚下垂至床旁，持续2分钟，嘱患者活动脚趾，之后肢体放平休息，每天3～5次。

（4）站立行走训练（针对间歇性跛行患者）。指导患者进行单腿站立和迈步训练，在训练过程中医护人员纠正患者训练姿势；每天进行30分钟上下楼梯训练，患者心率控制在100～125次/分。对于严重肢体缺血患者，指导其进行单腿站立、迈步训练，纠正患者训练姿势；每天进行20分钟上下楼梯训练。嘱患者出院后持续来院进行训练，每周2次，定期复查。

体位摆放联合床上保健按摩。对于下肢动脉硬化性闭塞症患者而言，摆放合适的体位能够有效维持患肢血流的正常循环，改善患肢疼痛症状，同时对机体的血压、微循环状态及腹部压力等方面均造成一定的影响。床上保健按摩能够有效帮助患者放松腿部肌肉，尽早发挥肌肉泵的作用，有效促进血液回流。改良下垂体位的应用，一方面能够通过重力的作用增加足部血流的灌注量，改善微循环氧分压及血液流动的速度，另一方面还能够有效降低患者因长期平卧位引起的下肢缺血再灌注的发生风险，降低血管扭曲挤压的发生率。

改良下垂体位。帮助患者放置下肢下垂位，即坐于床旁，肢体与床面保持90°，且双腿保持自然下垂状态。

床上保健按摩。帮助患者去枕平卧，将双腿伸直，并与床面保持180°。用示指、中指、环指及小指对患者进行按摩，4次/天，15～20分/次。具体按摩的步骤和方法如下：用以上四指按照血管走行的路线从肢体末端到体表标记处做向心性深度按摩，辅助使用双手的鱼际肌适当地加大按摩的范围。在按摩时做上下挤压的动作，随时询问患者按摩的力度并给予调整，以患者能忍受的程度作为标准，在移动按摩时注意避免手与皮肤表面的摩擦。

（二）术前准备

（1）手术区域皮肤准备。确保术区皮肤清洁无感染，按要求剃除术区毛发。

（2）饮食指导。根据手术方式，指导患者在术前一定时间内禁食禁饮。行全麻手术者需禁食固体食物6小时，禁饮2小时；行局麻手术者无须禁食禁饮，可清淡饮食。

（3）术前床上排尿排便训练。因为手术可能会限制患者的早期活动，故需指导患者练习床上排尿排便，以适应术后可能的不便。

（4）签署知情同意书。确保患者充分理解并签署手术同意书，了解手术及麻醉风险。

（5）手术当日患者准备。嘱患者修剪指甲，拭去指甲油、口红，剃掉胡须，取下活动性义齿、眼镜、手表、首饰等物品，长发患者可将头发编于两侧，更换患者服。

（6）手术当日护理人员准备。备好手术需要的病历、影像学资料，检查手术标记是否标识清楚，与手术室接诊人员仔细核对，做好交接。在患者接入手术室后铺好麻醉床，根据患者病情及手术方式备好心电监护仪、吸氧装置等。

（三）术后护理（经皮腔内血管成形术后护理）

1.一般护理

监测患者生命体征，测定股动脉和足背动脉搏动强度，观察和记录患肢皮温、皮肤颜色、患肢末梢血运情况、肢体活动情况等。若发现患肢出现麻木、发绀、渗血等情况，及时处理。术后嘱患者口服2 000 mL以上温开水或进行液体水化，加速造影剂排出，避免肝肾功能损害。对于合并糖尿病的患者，要加强术后血糖控制，并调整空腹血糖水平≤8.0 mmol/L，餐后2小时血糖≤10.0 mmol/L。

2.心理护理

对患者心理状态、认知程度、受教育程度进行评估，并结合其病情及家庭情况分析影响患者心理状态的因素，从而制定合理的心理干预方案。增加与患者的沟通交流，耐心倾听患者主诉，在了解其产生负面情绪原因后及时调整护理方案，并给予针对性疏导。邀请治疗成功的患者现身说法，分享成功案例，帮助其他患者树立战胜疾病的信心。术后及时向患者说明手术情况，并告知术后注意事项，强调制动期间早期功能锻炼的目的及意义，针对恐惧者、担忧者，系统地为其讲解功能锻炼流程，详细介绍早期功能锻炼的具体方法、强度及时间等，指导家属监督患者的行为。根据病情，采取不同的肢体按摩方法，如捏、按、摩、揉，坚持先轻后重、先慢后快的原则。针对焦虑者，为其播放舒缓类音乐，继而稳定其情绪状态。此外，告知患者良好心理状态对康复效果的影响，使其在生活及康复中通过心理暗示、注意力转移等方法缓解，继而提高自我情绪控制效果。

3.睡眠指导

由于疼痛贯穿疾病发展的全过程，加上患者对疾病相关治疗了解较少，容易产生焦虑、恐惧、抑郁等负性情绪，导致睡眠质量下降甚至彻夜难眠。患者的睡眠质量与疾病严重程度、治疗效果之间存在密切关联，良好的睡眠质量有助于促进身体康复。对患者进行正念放松训练，达到躯体和精神的双重放松，有效降低心理应激反应，减轻患者的焦虑、抑郁等情绪，提高睡眠质量；给患者使用患肢保护套，起到保暖的作用，减轻患肢因动脉痉挛导致的疼痛；当患者因疼痛难以入睡时，遵医嘱应用镇痛药物，并予以患肢下垂位，以增加动脉血供，减轻局部缺血性疼痛，改善睡眠；指导患者开展踝泵运动、抗渐进阻力训练、抗等长阻力训练、Buerger运动等康复训练，遵循循序渐进的锻炼原则，当患者出现胸闷、气短等不适症状时应立即停止运动训练，根据患者的最佳适宜心率进行合理化调整。

4.日常生活护理

根据巴塞尔指数（BI）评估患者日常生活能力：①对BI＜40的患者采用完全补偿系统进行护理，强化日常生活护理，鼓励患者多饮水，术后1～2小时协助患者排尿，患者卧床期间可自主进行足背屈伸，由医护人员及家属为其进行腓肠肌按摩，每次持续15分钟，每小时1次，轴式翻身每2小时1次，协助患者进行会阴清洗、温水洗脚。②对BI在40～60的患者采用部分补偿系统进行护理，鼓励并指导患者进行自主活动，如进食、排尿、排便、洗头，在患者可下床活动后，指导患者进行科学的主动与被动结合的功能锻炼。③对BI＞60的患者采用支持—教育系统进行护理，在每日早晚护理中为患者讲解疾病知识，提高患者对疾病的认知水平。

5.术后疼痛

（1）疼痛评估。应用数字分级评分法评估患者疼痛程度，0级表示无痛，10级表示剧痛，将疼痛程度分为轻度（1～3级）、中度（4～6级）与重度（7～10级）3个级别。

（2）健康教育。为患者讲解术后疼痛的诱发因素及镇痛方法，告知适度使用镇痛药物不会引发成瘾性，提醒其遵医嘱用药，并配合护理操作。

（3）分级镇痛。针对轻度疼痛患者，可予以非药物疗法镇痛，指导患者通过听音乐、深呼吸、冥想等方法转移注意力；针对中度疼痛患者，可使用阿司匹林、布洛芬等非甾体抗炎药镇痛；针对重度疼痛患者，可使用坐骨神经阻滞镇痛或静脉自控镇痛泵镇痛。

（4）基础护理。为患者提供多样化饮食方案，补充优质蛋白、维生素，禁食辛辣、油腻食物，晚上可使用有镇静安眠作用的精油香熏，帮助患者入睡。

（5）心理干预。术后对患者进行心理疏导，告知其手术成功，疼痛属于正常现象，可逐渐消失，缓解患者焦虑紧张情绪，可让患者家属多陪患者聊天，转移患者对疼痛的注意力。

6.术后活动指导

（1）卧位康复期。术后患者仰卧，股动脉穿刺点用盐袋压迫8小时，压力以能触及足背动脉搏动为宜，穿刺侧肢体制动24小时。指导患者做脚趾及足背自主屈伸、肌肉收缩和舒张的交替活动以促进血液循环，防止DVT。进行肢体按摩，可使患者血管硬化情况得以缓解。注意保暖，指导患者家属按摩患者背部受压皮肤，防止皮肤出现压力性损伤。

（2）坐位康复期。通过主动和被动运动，改善末梢循环，促进侧支循环建立。协助患者小幅度地转动或屈伸膝关节、踝关节，避免关节僵硬挛缩，并对四肢肌肉进行按捏以促进血液循环。应用循环气压治疗仪增加肢体血液供应。指导患者做直腿抬升运动，在患者处仰卧位时将其一侧患肢抬高45°，维持2分钟，两腿交替进行，共10次；在患者恢复良好的状况下加有氧运动训练，如模拟骑自行车动作，3次/天，训练中密切监测生命体征。

（3）站位康复期。收集患者卧位、坐卧位恢复期指标数据，告知患者治疗康复效果，增强患者治疗及康复信心，消除患者对术后恢复的焦虑。两足下垂床旁2～3分钟，同时两足及其趾向四周活动，再将患肢放平休息2分钟。如此反复练习10次。患者在家属协助下站立活动，医护人员指导患者先平行站立，然后单腿站立，循序渐进，有序活动下肢如直抬腿、摆腿。每次活动前对患者肢体进行按捏。

（4）行走康复期。对足部无溃疡坏死患者，可指导渐进式步行训练，训练前先做热身运动如原地踏步、踮脚尖踏步，然后开始步行训练，如辅助性行走、室内或走廊独立行走，在训练过程中及时询问患者自觉症状，监测心率、血压等，如出现不适立即停止训练。

7.并发症的观察及护理

1）穿刺点假性动脉瘤

（1）假性动脉瘤是指动脉壁的部分或全层破裂后，血液溢出到血管周围的组织间隙中，随后被周围组织包裹而形成的血肿，这个血肿与动脉腔之间存在一个持续通道，血流可通过破裂口进出而形成搏动性血肿包块。血管腔内术后穿刺点假性动脉瘤的发生与穿刺部位、穿刺角度、患者血管钙化严重程度及患者是否肥胖密切相关，此外，术前低血小板计数及在术前和术后使用抗血小板药物和（或）抗凝药物已被报道是形成穿刺点假性动脉瘤的危险因素。

（2）术后对穿刺点立即进行至少20分钟的手动压迫止血，压力适宜且均匀，然后用加压绷带包扎至少6小时，穿刺点可用1 kg盐袋压迫8小时，患肢制动12小时，避免弯曲髋关节和膝关节。对于某些特殊情况，可以考虑使用血管闭合装置来封闭穿刺口，减少出血和穿刺点假性动脉瘤的发生。告知患者术后适当限制患肢活动，以防因活动过度引起局部压力改变和出血，术后一段时间内患肢应避免剧烈运动，给予足够的休息，减少穿刺点受力，促进愈合。保持穿刺部位清洁干燥，密切观察穿刺部位有无肿胀、搏动性包块、渗血等症状。

（3）一旦发现穿刺点假性动脉瘤，应立即通知医生进行处理，根据医生的指导，可能需要进行进一步的检查和治疗，如超声检查、血管造影。对于较小的假性动脉瘤，可采用保守治疗，如局部压迫、药物治疗；对于较大的或无法控制的假性动脉瘤，可行介入栓塞治疗或外科手术治疗。

2）血栓

通过卡普里尼评分（Caprini评分）将患者进行危险等级分类，包括40个可能诱发静脉血栓栓塞症的危险因素，0～1分为低危，2分为中危，3～4分为高危，5分为极高危。依据不同等级对患者进行个性化且具有针对性的干预，降低患者风险等级，并予以药物、医疗器械等措施干预，明显降低患者并发症发生率。

（1）低危患者。纠正不良生活习惯，包括戒烟戒酒，切勿进食油腻食物，如肉类、膨化食品、甜点，多食用富含膳食纤维的食物（如新鲜蔬果），避免久坐、久站，可使用弹力绷带与弹力袜。

（2）中危患者。在低危患者干预措施基础上，术后平卧，抬高下肢（约高于心脏平面30°），屈曲膝关节，指导患者进行床上功能锻炼（四头肌运动、踝泵运动等），每次10分钟，每日6次，静脉输注药物部位以上肢为主，若药物存在较大刺激性则选择稀释慢滴，术后予以低分子肝素皮下注射，直至可下床活动。嘱患者多饮水，若病情允许，每日饮水量可达2 500 mL，穿抗血栓弹力袜，睡前脱下，使用间歇性充气压力泵，20～30分/次，1～3次/天。

（3）高危患者。在低危、中危患者护理基础上密切观察下肢情况，实时测量下肢周径，予以西洛他唑、前列地尔注射液等抗凝药物，使用足底静脉泵加速血液流通。

（4）极高危患者。在上述基础上于床头标注"极高危"，避免患者大幅度翻身、按摩等，实时监测凝血四项（PT、APTT、凝血酶时间、纤维蛋白原），行肺部CT检查与下肢彩色多普勒超声检查，按时记录患者下肢皮肤颜色、水肿程度、温度及肢体感觉等，落实相关预防措施。

七、出院指导

（一）积极治疗基础疾病

（1）指导患者准时按医嘱服用降压药、降糖药、调脂药等，并定期监测相关指标，确保疾病得到有效控制，降低下肢动脉硬化性闭塞症复发风险。

（2）长期高血压，尤其是高收缩压会使机体血管壁失去弹性，增厚变硬，进而导致血管狭窄，与下肢动脉硬化性闭塞症发生的相关性较高。此类患者应注意按时服药，稳定血压水平，降低复发风险。

（3）糖尿病患者体内血糖水平较高，血糖长期处于较高状态可引起血管内皮细胞受损，血小板与激素水平随之紊乱，脂质在血管壁沉积并形成斑块，使血管发生堵塞。应嘱患者按时服用降血糖的药物，避免长期高血糖致使血管再次狭窄、堵塞，并告知患者家属进行监督。

（4）低密度脂蛋白水平升高是形成粥样硬化斑块的主要原因之一，其异常蓄积于动脉管壁易损害内皮细胞的运转功能，进而发生免疫炎症反应，促进动脉粥样硬化，提高血栓形成及血管再狭窄风险。患者在介入治疗后应注意清淡饮食，避免食用高胆固醇食物，并坚持科学运动，从而控制血脂水平，以降低复发风险。

（5）中性粒细胞与淋巴细胞比值（NLR）作为反映血管内皮功能障碍与全身性炎症反应的重要观察指标，其水平的高低已被临床证实与机体外周动脉疾病的严重程度呈正相关，当NLR升高时，中性粒细胞浸润会引发粥样斑块破裂、脱落进入血液循环，增加血栓发生风险，促进动脉粥样硬化。淋巴细胞会降低皮质醇所诱导的应激反应，当淋巴细胞水平降低时，皮质醇水平升高，刺激胰岛素合成脂肪，提高血脂水平，增加血管二次狭窄风险。患者应合理饮食、规律作息，保持心情愉快，减轻机体应激反应，避免复发。

（二）调整生活方式

1.保暖与改善循环

（1）保持室内温度适宜（20～24℃），患者在寒冷天气外出时应注意穿戴保暖衣物，如手套、围巾及毛袜。

（2）患者应避免直接暴露于冷空气中，尤其要保护患肢不受寒冷刺激，切勿使用热水袋、电热垫或浸泡于过热水中，以免引起皮肤损伤或血管扩张过度。

2.戒烟限酒

（1）烟草所含的尼古丁可促进肾上腺素与儿茶酚胺的分泌与释放，使血管收缩、痉挛，造成血管内皮损伤，最终形成动脉粥样硬化，因此有吸烟史者治疗后疾病复发可能性更高，针对此类患者，医护人员应帮助其制定科学的戒烟方案，并开具相应的戒烟药物，避免由于戒断症状造成血管系统损伤，降低疾病复发率。

（2）指导患者限制乙醇摄入，过多乙醇会损害血管内皮功能，加速动脉硬化进程。

3.饮食调控

指导患者采取低盐、低脂饮食，减少饱和脂肪酸和胆固醇摄入，多吃富含膳食纤维的食物及高蛋白食物，有助于控制血压、血糖和血脂水平。

4.运动锻炼

按照医生建议进行适量的有氧运动，如散步、慢跑、游泳或骑自行车，有助于提高心肺功能、增强血液循环能力，但需避免剧烈运动导致疲劳和不适。

5.心理调适

指导患者维持情绪稳定，避免过于激动或紧张，因为情绪波动可引发血管收缩。

6.日常生活指导

指导患者在日常生活中时刻注意足部安全和护理，避免足部损伤，正确处理伤口。嘱患者应选择宽松、舒适的鞋袜，注意肢体保暖，以免血管收缩加重患肢疼痛,但禁热敷。每天按摩足部和四肢,促进患肢血液循环。皮肤瘙痒或有脚癣时切勿搔抓,以免造成开放性伤口感染。

(三)症状监控与复查

(1)告知患者出院后抗血小板药物及抗凝药物的服用方法和注意事项。

(2)告知患者关注自身身体变化,如出现肢体疼痛、麻木、发凉加重甚至坏疽等情况应立即就医。

(3)告知患者定期回医院进行复查,包括检测血压、血糖、血脂、ABI等,以便及时调整治疗方案。通常出院后前3个月每月复查1次,以后隔月复查1次。

(四)教会患者进行简易体能测试

简易体能测试(SPPB)是用简单动作测量患者下肢功能的客观测试方案,包括站立平衡、4米步速、5次椅子坐立3个测试项目。

(1)站立平衡测试方法。患者保持双脚合并、一脚脚跟放于另一脚脚掌侧方和双脚前后站立3种姿势。保持前两种姿势站立>10秒得1分,≤10秒得0分;保持第3种姿势站立>10秒得2分,3~10秒得1分,<3秒得0分。

(2)4米步速测试方法。患者按正常速度行走4米,测量2次,按耗时最短的计分。≤4.82秒得4分,4.83~6.20秒得3分,6.21~8.70秒得2分,≥8.71秒得1分,不能完成得0分。

(3)5次椅子坐立测试方法。患者双手抱于胸前,以最快的速度反复起立、坐下5次,记录所需时间,≤11.19秒得4分,11.20~13.69秒得3分,13.70~16.69秒得2分,16.70~60.00秒得1分,>60.00秒或不能完成得0分。

每个测试项目从0分到4分表示从"无法完成"到"最佳测试状态",SPPB总分在0~12分,评分越高表示下肢功能越好。

（五）运动训练

1.第一阶段

指导患者进行Buerger运动，按如下3个步骤进行。

（1）平卧，下肢抬高45°，持续1～2分钟。

（2）在坐姿状态下双足自然下垂，行背伸、跖屈和环绕组合动作，持续3～5分钟。

（3）将下肢平放，休息2～5分钟。

连续重复上述动作3～5组，每周训练3～5次。在每次训练结束后自行评估博格评分，博格评分≤11分并完成规定动作，生命体征平稳且自述无不适症状，进入下一个阶段。

2.第二阶段

进行快速步行训练和Buerger运动。告知患者在平地或长30 m的走廊上以最快的速度行走达到中度至重度跛行水平，然后适当休息，在疼痛消失后恢复步行，如此循环。当每次步行时佩戴手环记录步行距离，训练时长为30～45分钟，每周训练3～5次。本阶段的Buerger运动方案同第一阶段。每次训练结束后自行评估博格评分，博格评分≤14分并完成规定动作，生命体征平稳且自述无不适症状，进入下一个阶段。

3.第三阶段

指导患者进行下肢抗阻力训练、快速步行训练和Buerger运动。先进行快速步行训练后再进行下肢抗阻力训练和Buerger运动。快速步行训练和Buerger运动方案同第二阶段。下肢抗阻力训练采用弹力带训练，包括臀部弓步蹲、提膝抬腿、站姿侧踢腿、勾脚训练、坐姿蹬腿5个动作，每个动作进行2～3组，每组动作重复10～20次，左右腿交替进行，每两个动作之间休息1～2分钟，每周训练3～5次。在每次运动开始前进行5～10分钟的热身运动，结束后进行5～10分钟的肌肉放松训练。

（李红霞　余娜）

第二节　血栓闭塞性脉管炎

血栓闭塞性脉管炎（TAO），又称Buerger病，是一种以血管壁炎症和血栓形成导致血管腔内阻塞为特征的慢性进行性疾病，主要侵犯四肢尤其是下肢的中小动静脉，以中小动静脉节段性、周期性、非化脓性炎症为特征。此病并不涉及动脉硬化过程，而是由一种特定的炎症反应引起，炎症可以波及血管全层，促使血栓形成，进而造成受累血管的狭窄或闭塞。此病多发于青壮年，起病隐匿，进展缓慢，呈周期性发作，病程长，易反复发作，进行性加重，许多患者难以忍受疼痛最终选择截肢造成终身残疾，因此TAO又被称为"不死的癌症"。

一、病因

TAO病因尚不明确，与多种因素有关。

（1）吸烟。吸烟被公认是TAO发生、发展的重要影响因素，且与TAO的复发密切相关。相关研究表明，烟草中的尼古丁和血中碳氧血红蛋白可促使内皮细胞功能和结构受损，进而引起血管内膜炎症反应，促进血栓形成，引发TAO。烟草中的烟碱也可促进血管收缩，引起血管痉挛，进一步促进血栓形成，增加TAO发生风险。

（2）环境因素。长期居住在寒冷潮湿环境中的人群更易患上TAO。寒冷可以诱发血管收缩，而潮湿则可能间接增加感染风险，两者共同作用下可加速血管壁的损伤，促进血栓闭塞性病变的发生。

（3）遗传因素。有研究发现，TAO的易感性与免疫相关基因有关。某些特定的人类白细胞抗原（HLA）在TAO患者中呈现出较高的阳性率。

（4）牙周炎。相关研究表明，牙周炎是导致TAO的一个重要危险因素，口腔内细菌入血，可能导致菌血症，通过直接的细胞毒性或间接的炎症反应诱导或加重TAO炎症性病变。牙周炎患者在咀嚼食物时、不正确使用牙线或刷牙后、有其他轻微创伤时，都会导致牙周细菌入血并向全身播散，从而感染和损害血管内皮，导致血栓形成及小动脉栓塞。

（5）免疫炎症因素。患者血清中检测到抗核抗体、免疫复合物等自身抗体，提示TAO可能与自身免疫反应有关。免疫系统异常激活可能攻击正常血管组织，从而引发炎症和闭塞性改变。

（6）感染因素。立克次体被认为是TAO的致病原因。立克次体是一种附着在血管内皮细胞膜上的病原体，可通过跳蚤或虱子叮咬后感染人体，其基因组整合到宿主的DNA中，从而抑制内皮细胞凋亡。因此了解TAO患者的病因至关重要，因为早期的抗生素治疗或疫苗接种可以预防立克次体及其他微生物相关的TAO发生。有研究表明，霉菌或其他微生物感染可能通过引发局部炎症反应或影响血液高凝状态与疾病有关联。

（7）血液高凝状态。多项研究表明TAO与凝血系统异常存在关联。TAO临床表现为动脉血栓形成和复发性血栓性静脉炎等临床特征。

（8）性激素。TAO好发于20～45岁的男性，女性较少，可能和雌激素对血管壁的保护作用有关。女性患TAO可能与年龄增大，雌激素分泌减少，对血管壁的保护作用降低有关。

（9）药物因素。某些药物如肼屈嗪、丙硫氧嘧啶等可能导致血管炎症反应，增加脉管炎发生的可能性。

（10）血液流变学异常。血液黏稠度增高、血小板功能亢进等可能导致血液更容易形成血栓。

（11）营养不良。缺乏蛋白质、维生素B_1和维生素C等营养素可能通过影响血管健康间接增加患病风险。

（12）外伤和职业因素。部分患者在发病前有肢体受伤史，或是长期从事需要使用振动工具的职业，外界物理刺激可能加剧血管损伤和痉挛。

二、病理

TAO病理特点为非化脓性的全层血管炎症，伴有血栓形成和管腔逐渐闭塞，具有明显的节段性和反复发作性。

1.非化脓性全层血管炎症

TAO患者血管壁出现的弥漫性炎症反应不伴随明显脓液生成，涉及血管全层结构，包括内膜、中膜和外膜。在炎症反应中可见血管内膜肿胀、中膜平滑肌细胞增生和纤维化、外膜炎症细胞浸润。

2.血栓形成与管腔阻塞

受累血管内皮细胞受损后，启动血小板黏附聚集和血栓形成的级联反应。随着血栓不断增大，管腔逐渐狭窄甚至完全闭塞。血栓通常为白色血栓，由血小板、白细胞和纤维蛋白构成，且由于炎症的存在，新生的血栓不易被机体自行溶解。

3.节段性分布

病变具有鲜明的节段性特征，即病变血管呈间段性分布，一个病变段与正常血管段界限清晰。这种"跳跃式"病变使得血液循环在未受影响的血管段得以维持，但也因此增加了诊断难度。

4.动脉与静脉受累

尽管动脉是TAO的主要受害部位，但是也有一定比例的病例出现静脉受累。静脉同样呈现类似的炎症和血栓病变，且静脉受累程度和范围可能影响肢体水肿和淋巴回流障碍的程度。

5.病理分期

Ⅰ期，炎症因素导致血管壁全层出现炎症反应，随病情发展逐渐可导致血管壁外组织粘连、结构不清晰（B超可见或不可见血管壁增厚）。

Ⅱ期，血管壁的炎症反应累及血管营养神经并出现神经血管炎，血管出现痉挛性增强现象，病情进展可导致出现持续性的痉挛环（可出现雷诺现象，此阶段可合并急性血栓，但有效管腔未受影响）。

Ⅲ期，血管壁产生的炎性分泌物在血管腔内形成类似半透明的胶冻状炎性分泌物，堵塞血管后可同时合并血栓形成（B超可判断血管闭塞物性质与血栓不同，此时有效管腔开始受到影响）。

Ⅳ期，炎性内容物逐渐机化，由之前的胶冻状变为皮筋状、纤维条索状或肉芽状，而血管壁外则逐渐形成包裹血管的炎性增生（有效管腔逐渐丧失，B超及CT可见血管变细或消失）。

三、临床表现

（一）症状

TAO的症状多样，且随疾病进展而变化显著。

1.疼痛

（1）疼痛是TAO的首要和显著症状。早期可能表现为患肢的疼痛、不适、针刺感、烧灼感或麻木感。

（2）随着动脉狭窄和闭塞的加重，疼痛逐渐转变为缺血性疼痛，其中最具特征性的表现是间歇性跛行，即行走一定距离后出现患肢（通常为小腿和足部）疼痛，需休息片刻才能缓解。

2.局部血液循环异常

（1）患肢发凉、怕冷是早期常见的症状，随着病情发展，患肢皮温明显降低，对外界温度的变化更加敏感。

（2）皮肤色泽改变，表现为苍白或发绀，特别是在肢体抬高时更为显著。通过指压试验和肢体抬高试验可以直观评估动脉供血状况。

3.间歇性跛行与静息痛

（1）间歇性跛行为中期主要症状，表现为行走时因供血不足而疼痛，休息后缓解。

（2）静息痛出现在疾病晚期，此时即便在休息状态下，患肢也会持续存在剧烈疼痛，尤其在夜间更为明显。

4.肢体远端症状

（1）随着病变进展，肢端可能出现感觉异常，如麻木、刺痛。

（2）最终阶段，肢端可发生坏死，表现为足趾发黑、溃疡形成、坏疽，甚至面临截肢风险。

5.特殊表现

（1）游走性血栓性浅静脉炎：部分患者在发病前或发病过程中，可伴有游走性血栓性浅静脉炎，表现为沿大隐静脉分布区域反复出现的红肿、疼痛和触痛的结节，数周后可自行消退并遗留色素沉着。

（2）全身症状。随着病情的发展，患者可能出现全身症状，如发热、乏力、消瘦。

（二）体征

（1）动脉搏动减弱或消失，尤其是在足背动脉处。

（2）皮肤质地发生变化，包括苍白、潮红交替出现，后期可能出现皮肤萎缩、干燥、脱屑，以及指（趾）甲生长缓慢、毛发脱落等营养不良表现。

四、临床分期

第一期（局部缺血期）。患肢发凉、怕冷、麻木不适和轻度疼痛，出现间歇性跛行。冬季症状加重。有的患者足部和小腿反复发作游走性血栓性浅静脉炎。患肢足背动脉和胫后动脉搏动减弱或消失。

第二期（营养障碍期）。第一期症状加重，跛行距离明显缩短，并出现静息痛，夜间疼痛剧烈，患者常抱足而坐，终夜难眠。出现营养障碍征（皮肤弹性消失、汗毛减少或脱失、趾甲肥厚且生长缓慢、肌肉萎缩），严重者可出现缺血性神经炎。肢端有触电样或针刺样疼痛及感觉障碍。肢端皮肤呈潮红、紫红或青紫色。患肢动脉搏动消失。

第三期（坏死期）。第二期症状进一步加重，由于缺血严重，肢端出现干性或湿性坏疽。常先从蹬趾或小趾开始，向上蔓延，逐渐延及各趾及足背，甚至超过踝关节。坏疽组织脱落则产生溃疡，然后再发生新的坏疽，互为因果。合并感染则红肿明显，流脓，味臭，疼痛剧烈。当感染严重时，可出现大面积湿性坏疽，伴有高热、剧痛、贫血、衰竭等全身毒血症表现。

五、辅助检查

（一）实验室检查

（1）血常规，检查白细胞计数和分类，有助于了解炎症情况。

（2）凝血功能，评估血液凝固状态，了解血栓形成的风险。

（3）血生化，了解肝肾功能、血糖等相关指标，评估全身状况。

（二）影像学检查

（1）彩色多普勒超声，属无创性检查且简便易行，可实时动态观察血管内血流速度、方向及血管壁状况，有助于诊断血管闭塞和狭窄，对早期病变及治疗效果评估具有重要价值。

（2）MRA，通过MRI技术显示血管结构，对血管狭窄和闭塞的诊断具有较高准确性。

（3）CTA，能提供血管三维图像，对于复杂血管病变或无法进行动脉造影的患者尤为适用。

（4）DSA，是诊断血管病变的金标准，可显示血管狭窄、闭塞和侧支循环情况。

（5）心电图，了解心脏功能，排除心脏疾病引起的类似症状。

（6）动脉造影，通过注入造影剂观察动脉的显影情况，直接显示动脉狭窄和闭塞的部位及程度。

（三）特殊检查

（1）节段性压力测定，通过测量不同部位的压力，评估患肢的血流状况。

（2）皮肤灌注压测定，用于评估肢体远端的微循环状态。

（3）ABI，见本章第一节。

（4）TBI，是对ABI的一种补充或替代，特别是在糖尿病导致足部动脉硬化不能准确测定ABI的情况下。TBI测量的是足趾的血压与上臂血压之比，用于评估足部微血管功能。

（5）卧立位血压比值，让患者先仰卧测量血压，然后站立数分钟后再次测量，对比卧位和立位的血压变化。若站立后血压下降超过20 mmHg，则可能表明自主神经功能失调或外周血管病变，提示存在TAO。

六、治疗

（一）非手术治疗

TAO的非手术治疗涉及多个方面，强调个体化治疗方案，结合患者的临床分期、病情严重程度及全身状况制定相应的综合治疗策略，适用于疾病的早期、稳定期及作为手术治疗前后的辅助措施。非手术治疗的目标在于改善血液循环，促进侧支循环形成，缓解疼痛，防止肢体坏疽，并尽可能保留患者肢体功能。

1.基础治疗与生活方式调整

（1）禁烟。吸烟被认为是TAO发病和病情恶化的首要危险因素，因此，患者必须绝对禁烟，且避免被动吸烟。

（2）肢端护理。①患肢保暖，保持患肢温度适宜，避免受冷或受潮，但不可过度加热，以防局部耗氧量增加和加重缺血。②防止外伤，保护患肢不受损伤，穿着松软舒适的鞋袜，避免穿戴过紧衣物限制血流。

（3）体位与运动疗法。Buerger运动，通过规律性抬腿活动，增强肌肉泵作用，促进血液循环，有助于侧支循环的建立。具体操作为平卧时患肢抬高至45°～60°并保持数分钟，随后坐起来让双足自然下垂，最后再次平卧放松。

2.药物治疗

（1）血管扩张剂。应用前列地尔、烟酸、盐酸罂粟碱等药物，以扩张血管，增加患肢血流量，缓解疼痛与静息痛。

（2）抗血小板药物。使用阿司匹林、氯吡格雷等药物抑制血小板聚集，降低血栓形成的风险。

（3）抗凝与溶栓药物。在特定情况下，可使用肝素、华法林等抗凝药物，或者在医生的指导下尝试溶栓治疗。

（4）镇痛药物。对于疼痛剧烈的患者，可酌情给予吗啡、哌替啶等强效镇痛药物，同时辅以普鲁卡因等局部麻醉药物或进行交感神经阻滞术减轻疼痛。

（5）中药治疗。根据中医辨证论治的原则，选用不同的方剂，如阴寒型使用阳和汤加减温经散寒；湿热型采用四妙勇安汤或茵陈赤小豆汤清热利湿；热毒型使用四妙活血汤清热解毒；气血两亏型予以顾步汤或人参养荣汤补养气血。

（6）其他药物。①抗感染药物，合并感染时及时给予抗生素治疗。②调血脂与改善血液流变学药物，如硫酸镁、低分子右旋糖酐。

3.物理治疗及其他非药物疗法

（1）高压氧治疗

通过在高压氧舱内吸氧，提高血氧饱和度，改善患肢组织缺氧状态。

（2）肢体负压疗法

应用专门设备，通过对患肢施加适当的负压，刺激局部微循环，促进血液回流。

（二）手术治疗

1.适用范围

（1）病情严重，经非手术治疗无效或效果不佳的患者。

（2）出现严重静息痛、溃疡、坏疽等局部缺血症状，影响生活质量的患者。

（3）动脉造影显示主要动脉有明显狭窄或闭塞病变的患者。

2.手术方法

1）传统开放手术

（1）腰交感神经切除术，主要针对早期或中期患者，特别是那些表现为间歇性跛行和静息痛的患者，可切断支配下肢血管的腰交感神经，旨在解除血管痉挛，促进侧支循环建立。

（2）旁路转流术，当主干动脉存在局限性闭塞，而近远端动脉仍保持较好的弹性与通畅时，采用自体静脉或人工血管构建"桥梁"，让血液绕过闭塞段流向远端。

（3）血栓内膜剥脱术，对于短段动脉闭塞，直接剥离动脉壁内的血栓和硬化斑块，恢复管腔通畅。

（4）分期动静脉转流术，在特定情况下，利用自身静脉或者人造材料将动脉和静脉相连，形成临时或永久性血液旁路，尤其适用于远端流出道不佳的情况。

（5）截趾/肢手术，对于已经发生不可逆转的组织坏死、重度感染或毒血症的患者，在所有挽救措施无效后，可将截趾/肢手术作为最后手段以避免病情恶化。

2）微创介入手术

（1）血管腔内治疗，包括CDT、PMT和支架置入术。这些方法利用导管技术，通过微小伤口进入病变血管，通过球囊扩张或金属支架置入来恢复闭塞或狭窄血管的正常直径。

（2）机械血栓切除术，对于新鲜血栓形成的急性期，可考虑使用血栓抽吸或机械碎栓装置移除血栓。

（3）其他辅助手术，如清创术、负压封闭引流术，有助于改善局部血液循环，促进伤口愈合。

七、护理措施

（一）非手术治疗的护理

1.生活行为干预

（1）戒烟。强制戒烟是治疗TAO的第一步，吸烟会加剧血管收缩和炎症反应，加速病情进展。

（2）保暖防寒。患者应注意肢体保暖，避免高温烫敷，以防局部耗氧量增加造成缺血加重。穿着宽松舒适的棉质衣物，避免长时间暴露在寒冷环境中。

（3）避免外伤。防止患肢受到任何形式的挤压、摩擦或碰撞，以减少血管损伤的风险。

2.饮食护理

（1）均衡饮食。推荐低盐、低脂、低糖饮食，增加富含抗氧化物质（如维生素C、维生素E）的食物摄入，以利于血管健康。

（2）保持充足水分。鼓励患者每日饮水充足，保持血容量稳定，有助于改善血液循环。

3.活动与运动疗法

（1）适当运动。按照医生建议进行适宜的有氧运动，如散步、慢跑、骑自行车，以促进血液循环和侧支循环的建立。需避免剧烈运动和长时间站立，防止下肢缺血加重。

（2）抬高患肢。在休息时，将患肢抬高至心脏水平以上，减轻下肢水肿。

4.症状管理

（1）疼痛控制。针对患者疼痛症状，密切观察并记录，按医嘱给予镇痛药物，同时结合物理治疗（如热敷、按摩、电疗）或心理疗法减轻疼痛。

（2）足部护理。保持患肢清洁干燥，定期检查足部皮肤颜色、温度、感觉，预防和早期识别溃疡和感染。

5.心理支持

（1）心理护理。提供心理辅导，帮助患者正确面对慢性疾病的困扰，减轻焦虑和抑郁情绪，增强治疗信心。

（2）健康教育。让患者了解疾病的知识、治疗的重要性及自我护理技巧，提高其遵医行为。

6.药物治疗的护理

监督患者按时按量服用抗血小板药物、血管扩张剂、抗凝药物及其他辅助治疗药物，定期评估药物疗效及不良反应。

7.监测病情进展

定期评估，监测患者的生命体征、皮温、皮肤色泽变化及疼痛等级等，及时反馈给医生，以便调整治疗方案。

（二）术前护理

（1）向患者详细介绍手术的目的、预期效果、手术过程及可能存在的风险，帮助患者充分理解并积极配合治疗。进行心理辅导，消除患者对手术的恐惧和焦虑，鼓励他们保持积极乐观的态度，树立战胜疾病的信心。

（2）按照医嘱进行术前禁食和禁水，通常在术前6～8小时禁食固体食物，2～4小时禁水。完善相关检查，如凝血功能、心肺功能，了解患者全身状况及手术耐受能力。

根据医嘱调整抗血小板药物、抗凝药物或血管扩张剂的用量，一般会在术前一段时间内停用。必要时给予镇痛药物缓解疼痛。

（3）做好手术区域皮肤准备，防止伤口感染。

（三）术后护理

1.体位护理

在静脉术后，将患肢抬高约30°，保持1周左右，以减少下肢静脉血液回流障碍引发的肿胀。在动脉术后，则建议平放患肢，制动时间为2周，以便更好地保护血管重建部位或内膜剥脱后的血管。

2.病情观察与监测

（1）密切监测患者的生命体征，特别是血压、脉搏、心率的变化，以及时发现可能出现的休克、出血等紧急状况。

（2）观察伤口有无红肿、渗液、出血、感染迹象，以及局部肿胀程度，按医嘱定期更换敷料，并确保伤口干燥清洁。

（3）定期检查患肢远端的皮温、色泽、感觉及足背动脉搏动强度，对比健侧肢体，评估血管再通的效果。

（4）如有引流管，应妥善固定，定时记录引流量，及时通知医生处理异常。

3.功能锻炼

根据手术方式和恢复情况，逐步指导患者进行肢体功能锻炼。鼓励患者在医生指导下早期进行床上肢体活动，如踝关节的被动和主动屈伸运动，以促进血液循环，减少下肢DVT的风险。待病情稳定后，指导患者逐渐开展适宜的功能康复训练。

4.疼痛管理

评估并记录患者的疼痛程度，遵医嘱给予有效的镇痛治疗，尽量减轻患者的痛苦。确保患者充分休息和处于舒适的体位，必要时提供镇痛药物以缓解术后疼痛。维持良好的病房环境，包括温度、湿度适宜，保证患者有充足的睡眠。

5.患肢护理

注意患肢保温，但不过热，避免冷热刺激，可用温水袋适当保暖，但避免直接接触皮肤以防烫伤。按医嘱指导患者进行适当的抬高运动，促进静脉血液回流，减轻肿胀。

6.药物治疗的护理

嘱患者继续按医嘱服用抗凝、抗血小板药物，预防血栓形成；如有必要，还需使用抗生素预防感染。

7.饮食护理

提倡低脂、高蛋白、富含维生素C的饮食，有利于血管修复和愈合。鼓励患者多饮水，保持大便通畅，避免用力排便引起腹内压增高，影响下肢血液循环。

8.心理护理

关注患者的情绪变化，积极进行心理疏导，增强其对抗疾病的信心，提高生活质量。提供心理支持，协助患者及家属理解和接纳术后的生理变化，减少焦虑情绪，提高患者依从性和自我照顾能力。

9.健康宣教

向患者及家属讲解关于疾病的自我管理知识，包括生活习惯调整、药物服用方法、日常护理技能等，以利于长期康复。注意个人卫生，防止便秘，以免因用力排便造成腹内压增高影响下肢血流。

10.并发症的预防与处理

（1）监测是否存在肢体缺血症状（如疼痛、苍白、麻木或坏死）加剧，一旦发现，立即告知医生。

（2）防范术后出现血管痉挛、灌注损伤等并发症，必要时采用物理治疗或其他药物治疗。

11.预防感染

（1）维护好手术伤口和引流管的卫生，按时更换敷料，确保引流管畅通无阻，且要做好引流液的颜色、量和性状的记录。

（2）若患者体温升高或手术伤口出现红肿热痛等感染症状，应及时采取相应治疗措施，包括合理使用抗生素。

八、出院指导

（一）药物管理

药物有助于控制病情、减轻症状，并降低复发的风险。患者应严格按照医生的指示服用药物，不得随意更改剂量或停药。如有任何不适，应立即联系医生。定期备药，避免药物短缺，确保治疗的连续性。

（二）生活方式调整

（1）戒烟限酒。烟草是TAO的重要诱发因素，患者必须坚决戒烟，并避免二手烟的暴露。乙醇对血管有损害作用，应限制饮酒。

（2）饮食。患者应保持清淡、均衡的饮食，多摄入富含膳食纤维和维生素的食物，如新鲜蔬菜、水果和全谷类。避免高脂、高糖、高盐食物，减少刺激性食物的摄入。

（3）运动。患者应适当进行散步、太极拳等轻度运动，有助于促进血液循环；应避免剧烈运动，以免加重病情。

（4）保暖。患者应注意患肢的保暖，避免长时间暴露在寒冷环境中，外出时，尽量穿长裤，并穿宽松透气的袜子。

（三）患肢护理

患者应避免患肢受外伤或过度压迫，保持患肢的清洁干燥，防止感染。穿着宽松舒适的衣物和鞋子，避免赤足行走。定期观察患肢的皮肤状况，如出现红肿热痛等症状，应及时就医。防止感染。

（四）心理调适

面对疾病，患者可能会产生恐惧、焦虑等情绪。建议患者积极与家人、朋友交流、分享自己的感受。如有需要，可以寻求心理咨询师的帮助，学习应对压力和调节情绪的方法。

（五）随访

指导患者遵循医生的建议，定期到医院进行随访和复查。如出现任何不适或症状加重，应立即就医，不要拖延。

（六）健康教育与自我监测

指导患者学习和了解TAO的相关知识，包括症状、治疗方法和可能出现的并发症。学会自我监测病情，如定期测量血压、观察患肢的变化等。

（李红霞 何倩）

第三节 动脉栓塞

动脉栓塞是指动脉腔被进入血管内的栓子（如血栓、空气、脂肪、癌栓及其他异物）堵塞，导致动脉血流突然中断，使受影响的组织或器官发生缺血或坏死。此病起病急骤，症状明显，进展迅速，情况危急，需要紧急处理。

一、病因

（1）心源性，为最常见的原因，约占90%，主要来自心脏瓣膜上的赘生物，以及心室壁或人工心脏瓣膜上的血栓脱落。

（2）血管源性，如动脉瘤或动脉粥样硬化的溃疡部位脱落的粥样斑块。

（3）医源性，多为动脉造影、导管检查或治疗时操作不当导致。

（4）其他，如肿瘤、外伤、手术等导致的动脉栓塞。

二、病理

早期动脉痉挛后发生内皮细胞变性，动脉壁退行性变，动脉内栓子形成、脱落，随血流移动并阻塞动脉。在阻塞后，受影响的组织或器官迅速出现缺血、缺氧，进而导致细胞死亡。

三、临床表现

（1）疼痛，是最早出现的症状，栓塞部位出现突然而剧烈的疼痛，可放射至远端。轻微的体位改变或被动活动均可导致剧烈疼痛，故患肢常处于屈曲的强迫体位。

（2）皮肤色泽和温度改变，受影响的肢体出现皮肤苍白、温度降低。

（3）栓塞部位的动脉搏动减弱或消失。栓塞的近侧因血流受阻，动脉搏动反而更强烈。

（4）感觉和运动障碍，受影响的肢体可能出现感觉异常、麻木或运动障碍。

（5）全身症状，如心率加快、血压下降、代谢障碍、死亡。栓塞动脉的管腔愈大，全身反应愈重。

四、辅助检查

（1）彩色多普勒超声，用于确定栓塞的部位和范围。

（2）CTA或MRA，用于更准确地评估血管阻塞情况。

（3）血液检查，如凝血功能、血常规，有助于诊断。

（4）皮肤测温试验，能明确变温带的平面。

五、治疗

（一）非手术治疗

（1）抗凝治疗。使用抗凝药物，如肝素、华法林，防止血栓形成。

（2）溶栓治疗。使用溶栓药物，如尿激酶、链激酶，溶解已形成的血栓。

（3）疼痛控制。使用镇痛药物或镇静剂，缓解疼痛症状。

（二）手术治疗

（1）介入治疗。用导管将溶栓药物直接作用于栓子进行溶栓治疗。

（2）取栓术。通过手术切开血管，取出栓子，恢复血流。

六、护理措施

（一）一般护理

（1）密切观察病情变化。监测患者的生命体征，特别是血压和心率。

（2）疼痛管理。动态对患者开展疼痛评估，根据评估结果遵医嘱采取相应的措施处理，并及时追踪处理效果。向患者及家属行疼痛护理相关宣教，教会患者及家属正确评估疼痛的方法。对于不能耐受疼痛者，遵医嘱给予镇痛药物或镇静剂，缓解疼痛症状。

（3）皮肤护理。保持皮肤清洁干燥，避免感染。

（4）血供观察。观察患肢皮肤颜色、皮温是否异常，予保暖。

（二）介入治疗的护理

（1）完善术前检查，评估患者的手术耐受性。积极完善血常规、凝血常规与肝肾功能、胸部CT、心电图及患侧下肢动脉超声等检查。

（2）术前更衣，做好个人清洁卫生。

（3）心理护理，缓解患者的焦虑情绪，增强信心。由于下肢严重缺血导致肢体膨胀疼痛或形成溃疡，造成活动障碍，加之病程长、治疗时间长，患者易出现恐惧、焦虑、烦躁等情绪。医护人员应耐心给予心理疏导，创造安静舒适的环境，指导患者看书或听音乐等来分散注意力，从而减轻疼痛感，并积极做好家属的安抚工作，消除患者的顾虑。

（三）溶栓治疗的护理

1.一般护理

局麻者在返回病房后予平卧位，遵医嘱安置心电监护及吸氧装置，密切观察并记录患者的生命体征。

2.体位管理

术后术侧肢体伸直制动不可屈曲，以免鞘管扭曲或脱出致穿刺部位渗血。

3.管道护理

妥善固定溶栓管道，避免管道折叠、扭曲，保证管道功能正常。当未使用尿激酶稀释液时，需使用肝素钠稀释液维持溶栓管道的通畅，观察穿刺点有无渗血、渗液和堵管等现象，如有此现象应及时告知医生。

4.用药护理

术后患者根据医嘱给予尿激酶稀释液或肝素稀释液经溶栓导管微量泵泵入。尿激酶应现配现用，不得与其他药物混合使用。配制后应在短时间内（通常不超过30分钟）开始使用。严格按照医嘱规定的时间、剂量和给药途径给药。尿激酶在使用过程中宜严格控制泵入速度，避免引起不良反应。未使用的尿激酶应冷藏保存（2～8℃），并在有效期内使用。

5.拔管护理

溶栓结束拔管时穿刺部位予以加压包扎，在咳嗽、打喷嚏时注意用手掌保护穿刺点，对穿刺部位进行30分钟的压迫止血，并观察足背动脉搏动是否良好。若已无出血，应继续用绷带加压包扎6～8小时，告知患者需平卧，患肢禁止弯曲。

6.并发症的观察及护理

（1）出血。监测患者有无出血表现，如牙龈出血、鼻出血、皮肤瘀斑、血尿、黑便，有无头痛、意识改变、瞳孔变化，注意大小便颜色有无异常，以便及时发现颅内、肾脏及消化道出血，定期检查血小板计数、凝血功能等实验室指标。如出现出血征象，立即停用抗凝药物，对症处理。

（2）骨筋膜室综合征。术后注意肢体血液循环情况，若出现异常，应立即处理，严重者应采取筋膜切开术治疗，保持敷料干燥，预防感染的发生。

（3）肾功能不全。术后详细记录患者尿量变化，根据检测指标调节患者每日输液量，维持出入量平衡。做好水肿部位护理，预防压力性损伤。

7.心理护理

在围手术期注意患者情绪变化，积极与患者沟通交流，嘱患者戒烟忌酒，避免乙醇、尼古丁等物质对血管的刺激。向患者讲解疾病发生机制、并发症、治疗措施、预防措施，帮助患者缓解不良情绪。

（四）取栓术的护理

1.术前评估

（1）健康史的收集。了解患者的既往史、用药情况、家族史等。其中既往史包括过敏史、手术史等。

（2）身体状况的评估。详细记录患者的生命体征，如心率、血压、体温、呼吸频率。

（3）神经系统的评估。对于涉及肢体的动脉栓塞，需评估患肢的疼痛程度、皮温、皮肤颜色、脉搏强度和毛细血管充盈时间等。

2.心理护理

提供情感支持，缓解患者的恐惧和焦虑，向患者解释手术过程和预期结果。针对患者可能出现的剧烈疼痛和不安，予以适当的镇静剂和镇痛药物处理。

3.病情观察

监测并记录患者的疼痛评分、肢体缺血进展情况及相关的生理指标变化。对于伴随心肺功能不全或其他并发症的患者，实施必要的监测和准备，如准备心电监护仪、吸氧装置、急救设备和药物。

4.呼吸道管理

教育并协助患者进行有效的咳嗽和咳痰，对于排痰困难的患者，可采用物理治疗辅助排痰。嘱患者戒烟，以减少呼吸道刺激和肺部并发症的风险。

5.术前准备

（1）术前8小时内禁食禁饮，以免麻醉期间误吸。

（2）训练患者在床上排便，以应对术后初期可能面临的行动受限问题。

（3）完成必要的实验室检查，如血常规、凝血功能、血生化指标，以及影像学检查，如CT、MRI、血管造影、心电图，以确定是否可以手术并制定手术方案。

6.术后护理

1）生命体征监测

行全麻术后护理常规，保持呼吸道通畅，防止口腔分泌物及呕吐物误吸，待患者清醒、生命体征平稳后可抬高床头30°～45°。给予持续心电监护及低流量鼻塞吸氧，严密观察并记录患者神志、基本生命体征及血氧饱和度，尤其是术后早期，警惕可能出现的循环不稳定、休克等情况。

2）穿刺或伤口部位护理

观察患者手术穿刺或伤口部位是否有出血、血肿、感染迹象，保持伤口清洁干燥，如出现伤口渗血、渗液，及时更换敷料。注意穿刺部位的动脉搏动，防止因压迫过度导致肢体缺血，必要时调整绷带松紧度。

3）肢体观察与护理

对于手术涉及的肢体，密切观察皮肤颜色、温度、肿胀程度及足背动脉搏动情况，判断血液循环是否恢复良好。术后早期需绝对卧床休息，尤其是在取栓后的一段时间内，遵医嘱限制活动，以防栓子再次脱落引起再栓塞。

4）抗凝与溶栓治疗的管理

按照医嘱准确给药，使用华法林、普通肝素、低分子肝素等抗凝药物，或继续溶栓治疗，并严密观察患者有无出血表现，定期复查凝血功能。

5）功能锻炼与康复

指导患者循序渐进地活动，适时开始被动或主动功能锻炼，防止肌肉萎缩和关节僵硬，促进血液循环和肢体功能恢复。

6）皮肤护理与预防压力性损伤

由于患者术后可能需要较长时间卧床，需加强其皮肤护理，定时翻身，使用气垫床或对易受压部位进行管理，使用泡沫敷贴减压治疗，保持床单位清洁干燥，预防压力性损伤。

7）营养支持与液体管理

维持合理的营养摄入，鼓励患者食用易于消化吸收且富含蛋白质、维生素和微量元素的食物，保持大便通畅，必要时给予膳食补充剂或肠内/肠外营养支持。控制出入量平衡。

8）心理支持与其他生活护理

关注患者的心理状态，提供必要的心理支持，帮助患者调整心态，保持良好的心态，鼓励患者适当卧床休息，帮助患者完成日常生活活动，防止下肢DVT。配合康复治疗。

9）并发症的观察及护理

（1）出血和血肿。

观察：密切监测患者手术伤口、穿刺部位及周围组织有无肿胀、淤血、渗血或者血肿形成，特别是在用药（使用抗凝药物、溶栓药物等）后，因为此时出血风险增加。

护理：对轻微渗血采用加压包扎，若有大量出血或血肿形成则立即报告医生并做好紧急处理准备。调整抗凝药物剂量，确保既防止血栓再形成又不过度抗凝导致出血。

（2）血栓再形成。

观察：持续观察患者临床症状，若出现患肢疼痛、肿胀加重、皮肤颜色改变、动脉搏动减弱或消失等，可能是血栓再形成或血流不畅的迹象。

护理：按医嘱按时给药，严格遵循抗凝方案，定期进行血管超声等复查，以确认血流通畅情况。

（3）血管损伤。

观察：留意患者穿刺部位及附近是否有异常硬结、疼痛或假性动脉瘤形成，以及患肢是否有异常肿胀、疼痛加剧等情况。

护理：保护好穿刺部位，避免剧烈活动，如有血管损伤并发症发生，及时协助医生进行进一步治疗。

（4）再灌注损伤。

观察：注意患者肢体末端的皮温、皮肤颜色、感觉及活动能力，同时关注患者有无剧烈疼痛、水肿加剧、肌红蛋白尿等急性再灌注损伤的表现。

护理：通过物理治疗、镇痛管理、维持足够液体平衡等方式减轻再灌注损伤的影响。

（5）药物不良反应。

观察：留意患者对术后使用的抗凝、溶栓药物的反应，如皮肤瘙痒、荨麻疹、呼吸困难、出血表现。

护理：及时报告医生，根据医嘱调整用药，必要时进行相关治疗。

（6）全身并发症。

血压管理：保持患者血压稳定，防止过高或过低引起血管破裂或供血不足。

神经系统监护：针对特定区域（如脑血管栓塞）密切注意患者的神经功能状态，防范脑血管痉挛、脑水肿、脑梗死等问题。

七、出院指导

（1）嘱患者定期复查，出院后定期回医院复查，了解疾病恢复情况。

（2）嘱患者合理饮食，保持低盐、低脂、高纤维的饮食，避免刺激性食物。

（3）嘱患者规律服药，遵医嘱按时服药，不可随意停药或更改剂量。

（4）嘱患者注意肢体保暖，避免受凉，以促进血液循环。

（5）嘱患者如有任何不适或疑似复发症状，应及时就医。

（李爱华 钟莹）

第四节 多发性大动脉炎

多发性大动脉炎是一种累及主动脉及其主要分支的慢性非特异性炎性疾病，可导致血管狭窄或闭塞，影响血液流动和供应。主要发生于年轻女性，通常在20～30岁发病。

一、病因

该病的病因尚不完全清楚，通常认为是遗传因素、环境因素、免疫因素和感染因素综合作用的结果。

多数学者认为自身免疫因素是多发性大动脉炎的主要病因，如IgA、IgM、C反应蛋白（CRP）升高，类风湿因子阳性。

已有报告证实近亲先后发病，提示该病与某些显性基因有关。

二、病理

多发性大动脉炎病变的早期或活动期以单核细胞、淋巴细胞等炎症细胞及浆细胞浸润动脉全层后呈现的肉芽肿性炎症为主，此时临床症状较轻，常被误诊或漏诊。晚期动脉外膜与周围组织粘连，纤维组织及内膜增生导致管壁增厚、僵硬，管腔狭窄，中膜弹性纤维断裂，平滑肌细胞坏死致局部的动脉扩张或动脉瘤形成。

三、临床表现

疾病的早期或活动期，常有低热、乏力、肌肉或关节疼痛、病变血管疼痛及结节性红斑等症状，伴有免疫指标检测异常。当病程进入稳定期，病变动脉变窄或阻塞时，即出现特殊的临床表现。根据动脉病变的部位不同，可分为下列几种类型。

（一）头臂型

病变在主动脉弓及无名动脉、颈总动脉和锁骨下动脉等大分支，其中以左锁骨下动脉最为常见。主要临床表现有以下几点。

（1）脑部缺血。一过性黑蒙、头晕，严重时可出现失语、抽搐，甚至偏瘫。

（2）眼部缺血。出现视物模糊、偏盲。

（3）基底动脉缺血。出现眩晕、耳鸣、吞咽困难、共济失调，或昏睡、意识障碍等。

（4）上肢缺血。患肢无力、麻木，肱动脉和桡动脉搏动微弱或不能扪及，病侧上肢血压下降以至不能测出，故有"无脉症"之称。

（二）胸腹主动脉型

女性更容易累及膈上血管，而男性则更容易累及腹部血管，主要表现为上肢高血压，下肢供血不足，进而出现下肢间歇性跛行、行走后下肢酸痛无力等症状，严重者可影响脊髓的供血动脉，出现大小便失禁等。

（三）肾动脉型

病变可累及单侧或双侧的肾动脉，超过2/3的患者患有高血压，一般以高血压为首要就诊原因。患者血压升高多由于肾脏缺血，引起肾素–血管紧张素–醛固酮系统激活，继而引起肾性高血压。

（四）混合型

混合型兼有头臂型与胸腹主动脉型的动脉病变，并出现相应的临床症状。

（五）肺动脉型

与其他类型相比，肺动脉型起病缓慢，病程较长，故在临床中相对少见，病变可累及肺动脉主干，也可累及肺段的分支动脉，常引起心悸、气短、胸闷，严重者可有咯血、呼吸困难等肺动脉高压表现。

四、辅助检查

（1）血清学检查，如红细胞沉降率、CRP等，可显示炎症活动情况。

（2）血管造影，可显示血管狭窄或闭塞的部位和程度。

（3）MRA或CTA，可用于评估血管结构和血流情况。

（4）血管超声，对测定病变动脉近远端的血流速度、波形及管腔的狭窄和（或）闭塞程度具有一定的诊断价值，尤其是对颈动脉的检查准确性较高。

（5）动脉壁活检，对早期诊断至关重要。

五、治疗

主要治疗方案是在急性炎症阶段进行免疫抑制治疗，少数可在后期进行PTA或开放手术。

（一）非手术治疗

1.药物治疗

使用免疫抑制剂、抗炎药、抗血小板药物等，以控制炎症和防止血栓形成。

（1）糖皮质激素，是一线治疗药物。治疗目标是实现病情缓解，预防急性缺血性并发症和长期损伤。

（2）免疫抑制剂，是二线药物。

（3）抗血小板药物，用于改善循环，维持管腔的长期通畅性。

2.生活方式调整

戒烟，保持健康的生活方式，如健康饮食、适当运动。

（二）手术治疗

（1）目的。解除血管狭窄，通过血管置换、球囊扩张或旋切重建血液循环，改善脏器供血以纠正远端肢体或器官、组织缺血导致的并发症。

（2）适用人群。肾血管狭窄引起的高血压、肢体跛行导致日常生活不能自理、脑缺血、肠系膜缺血、主动脉反流、冠状动脉受累引起的心肌缺血和有破裂风险的动脉瘤的患者。

（3）手术时机。在大动脉炎活动期已被控制，器官功能尚未丧失前实施。

（4）手术方式。①血管腔内治疗包括PTA、支架置入术，通过手术或介入方法扩张狭窄的血管，用人工血管或自体血管搭建旁路，以恢复血流。②开放手术，对于严重受损的血管，可能需要进行切除，重建血管，改善远端肢体的血液供应。

六、护理措施

（一）非手术治疗的护理

（1）患肢保暖。避免肢体受凉，以防止肢体局部代谢增加，加重缺血。避免使用热水袋等热敷方式，因局部加热会使组织耗氧量增加，加重肢体缺血程度。建议患者夜间盖好被子，穿袜子保暖，被子不宜过重，以免造成局部压迫。

（2）采用适宜体位。建议患者多采取头高脚低位，使血液容易灌注下肢。

（3）保持患者足部清洁。减少足部感染可能。

（4）防止发生外伤。建议患者穿鞋需注意宽松、柔软，避免挤压、磨损，修趾甲时格外注意，避免外伤。

（5）药物管理。确保患者按时服药，并监测药物不良反应。

（6）症状监测。密切观察患者的症状变化，如疼痛、发热。

（7）生活指导。指导患者进行适当的运动，保持健康的生活方式。

（二）术前护理

（1）术前准备。完善实验室检查，如血常规、血生化、凝血及血气分析等；心电图、胸部CT、经颅多普勒超声（TCD）、颈动脉超声、超声心动图及肺功能检查，以明确患者有无严重脏器功能障碍；下肢动脉、腹主动脉及双下肢动脉超声，以明确动脉病变的范围及程度。

（2）心理支持。提前与患者沟通术前治疗准备、术中基本流程和术后治疗，使患者详细了解手术方案、术前准备细节及术后可能出现的不适，包括术中可能存在的术式改变、苏醒后存在开放伤口等。为患者创造舒适的环境，保证患者充足的睡眠。给予患者心理支持，缓解其焦虑情绪。

（3）生活指导。告知患者术晨更衣，头发较长的女患者给予梳理头发后佩戴医用帽子。根据手术方式，全麻患者一般术前8小时禁食禁饮，以预防麻醉或手术过程中的呕吐反射，减少窒息或吸入性肺炎的发生风险；局麻患者进普食即可。如有吸烟史，需严格戒烟。

（4）积极治疗基础疾病。如患者有高血压、糖尿病病史，需规范服药。

（5）重视肾功能评估。对于肾功能不全患者，术前保证正常进食，若进食困难，入量不足，需告知医生。

（6）皮肤准备。如备皮，备皮部位包括会阴部、腹股沟区域、双侧腋窝。备皮应动作轻柔，避免局部皮肤损伤。

（三）血管腔内治疗术后护理

1.一般护理

（1）密切观察患者的神志、体温、血压、脉搏、呼吸、血氧饱和度。

（2）术后患者需保持平卧位，患侧髋关节需保持平直，不能弯曲。

（3）卧床期间指导患者深呼吸，鼓励患者咳嗽、咳痰，避免肺部感染。

（4）嘱患者进行踝关节训练，以促进腓肠肌收缩，预防下肢深静脉血栓。

2.观察患肢血运情况

注意观察患肢皮肤颜色、温度，尤其是患肢动脉搏动情况；对于肢体肿胀患者，需注意鉴别其肿胀是缺血再灌注引起的还是卧床DVT导致的。

3.血管扩张剂治疗

应用前列腺素E_1、贝前列素钠等，扩张血管，改善患肢血运情况，注意观察药物不良反应。

4.疼痛管理

为患者讲解术后疼痛的诱发因素及镇痛方法，正确进行疼痛评估。轻度疼痛者，可予以非药物疗法镇痛，指导患者通过听音乐、深呼吸、冥想等方法转移注意力；中度疼痛者，可使用阿司匹林、布洛芬等非甾体抗炎药镇痛；重度疼痛者，可使用坐骨神经阻滞镇痛或静脉自控镇痛泵镇痛。确保患者舒适。

5.康复训练

患者术后1天可在其家属的搀扶下适当下床活动，根据患者恢复情况逐日增加活动强度与频率。根据医生建议，指导患者进行康复训练，促进恢复。

6.并发症的观察及护理

1）出血

观察：主要观察穿刺区域术后24小时内有无出血，严密观察穿刺点周围是否存在出血、血肿、皮下瘀斑。

护理：监测患者生命体征，特别是血压、心率，保留至少1个留置针。重视患者主诉，如有不适及时查看。一旦发生出血，嘱患者保持平卧，减少活动，立即快速建立静脉双通道并加快输液速度，在条件允许的情况下尽可能迅速建立颈外静脉通道，加快补液。完善术前准备。

2）肢体动脉栓塞

观察：观察患者肢体远端的血运情况，是否有发冷、疼痛、苍白、皮温降低等症状。

护理：发现患者的异常情况及时上报，遵医嘱严格使用抗凝药物。如急性下肢动脉栓塞的患者需要行急诊手术取栓，及时完成术前准备。

3）移植物感染

观察：观察患者穿刺区域是否存在疼痛、发红等局部感染征象。术后常规监测患者的生命体征、血常规、CRP情况。

护理：如出现体温异常，应综合分析，及时排查，提高警惕。

4）支架移位、断裂

观察：定期观察患者是否有疼痛或其他异常症状。对于出现的任何症状，都应立即通知医生。需根据支架的位置、支架对血流的影响程度及患肢缺血程度来综合判断是否存在支架移位或断裂及支架对患者的影响。

护理：指导患者采取合适的体位，并避免剧烈运动或长时间站立，以减少对支架的压力。一旦发现支架移位或断裂的紧急情况，应立即通知医生，并采取止血、镇痛等紧急措施。同时，密切观察患者的生命体征，注意病情变化。

7.肾动脉狭窄腔内治疗的护理要点

（1）饮食指导。术中使用造影剂会加重肾脏的负担，需大量输液以尽快将造影剂排出体外，术后鼓励患者多饮水，一般在最初的6～8小时，饮水1 000～2 000 mL，以促进注入体内的造影剂通过肾脏排泄。术后4～6小时进流质饮食。

（2）及时调整用药。肾动脉扩张成功后，血压明显下降，再加上术前禁食、术中出血、术后排尿较多引起的血容量不足，如不及时调整用药，患者容易发生低血压。

（3）持续床旁心电监护，严密监测患者的生命体征，每30分钟测量血压、脉搏1次。如血压下降至正常值以下，或高血压患者血压下降了原来水平的20%，脉搏减弱，均需考虑低血压或血容量不足，应加快补液速度或静脉滴注升压药。

（4）观察患者有无腹痛、腰痛、血尿等不适，准确记录24小时尿量，防止并发症发生。

8.肺动脉狭窄腔内治疗的护理要点

（1）手术部位及穿刺侧肢体的护理。术后嘱患者家属将患者穿刺侧肢体伸直，一般术后需制动8～12小时。静脉穿刺后常可引发相关并发症，因此应对穿刺侧肢体感觉、温度及皮肤颜色进行观察。

（2）咯血的护理。经皮介入治疗术后，由于原本受阻塞狭窄的肺动脉得到扩张，肺循环内压力改变，血流量增多，病变动脉的分支压力随之升高，引起毛细血管渗透性较前大幅增加，可渗出至肺泡内。临床表现为咯血，一般量较少，颜色较暗红。要注意判断出血部位，尤其要与呕血相鉴别，少量出血者可不予处理，对于出血量较大的患者可适当给予镇静剂，一般不给予止血药物，避免血栓形成。

（四）手术治疗术后护理

1.一般护理

（1）患者术后予安置心电监护监测生命体征，密切观察病情变化并记录。发现异常情况，及时处置。

（2）保证有效的氧气吸入，调节氧流量（一般3 L/min），以免引起无效吸氧或者氧中毒。

（3）动态评估各种风险因素，如静脉血栓、非计划拔管、跌倒坠床、压力性损伤，根据风险结果及时调整护理计划及护理措施。

（4）遵医嘱正确用药及给予治疗措施。

2.体位管理

按照手术部位指导患者保持合适的体位，如上肢术后需抬高患肢，避免压迫和扭曲人造血管或压迫吻合口。

3.疼痛管理

正确进行疼痛评估。评估患者疼痛部位、性质、持续时间，是否使用镇痛药物及使用后的镇痛效果、持续时间。有效控制术后疼痛，定期评估并调整镇痛方案。教会患者分散注意力的方法，如听音乐、使用手机、看书、看报。

4.预防感染

严格执行无菌操作更换伤口敷料，观察伤口有无红肿、渗液、发热等症状，预防伤口感染。关注患者生命体征情况，特别注意体温监测。遵医嘱合理使用抗生素，防止感染。

5.血液循环观察

观察远端循环状况，定时检查手术重建或旁路移植血管远端的皮肤颜色、温度、脉搏强度及毛细血管充盈时间，以评估血管通畅性。

6.肢体制动与活动

根据手术部位指导患者适当地进行早期活动，防止DVT，同时要防止剧烈活动引起的人工血管破裂或移位。

7.药物管理

根据手术性质和患者具体情况，给予抗凝或抗血小板药物，防止血栓形成，并监测相关实验室指标。对于术后需要长期服用免疫抑制剂、抗凝药物或抗血小板药物的患者，须严格遵医嘱，并定期监测药物不良反应和平衡血栓与出血风险。

8.康复指导

根据手术部位和患者恢复情况，特别是对肢体功能受限的患者，适时安排物理治疗和康复训练，以促进血液循环，预防肌肉萎缩，提高生活质量。

9.心理护理

针对患者可能产生的焦虑、抑郁等情绪，及时与患者和家属进行沟通，消除患者紧张、恐惧的心理，促使患者及家属配合治疗。提供心理支持和辅导，并帮助患者适应术后生活和长期治疗。

10.并发症的观察及护理

（1）血管并发症。由于炎症反应和内膜增生，患者术后可能存在血管再狭窄或闭塞的风险。护理人员应密切观察患者的症状，重视患者主诉，若出现肢体苍白、无力、冷感、脉搏减弱或消失等及时告知医生，并通过超声、CTA、MRA等影像学检查定期评估血管通畅性。

（2）出血和血肿。护理人员需密切关注患者手术伤口处有无渗血、血肿形成，尤其在应用抗凝、抗血小板药物的情况下。一旦发现异常出血应及时报告医生处理，并确保手术部位清洁干燥，正确更换敷料。

（3）感染。手术部位的感染是严重并发症之一。护理人员应观察患者伤口周围有无红肿热痛、体温升高及血常规异常等感染迹象，若有，及时采取抗菌治疗并加强局部护理。病区要定期消毒，限制探视人数，行侵入性操作时严格落实无菌原则。

（4）神经系统并发症。大动脉炎手术可能影响大脑或其他器官的血流供应。术后需严密监测患者神经系统的状况，如意识水平、言语能力、肢体运动功能，警惕脑缺血、脑水肿或脑出血的发生。

（5）肾脏功能监护。若手术涉及肾动脉，应定期测量患者尿量、观察尿液颜色，检测肾功能指标（如血肌酐、尿素氮），并记录24小时出入液量，预防肾功能不全。

（6）心血管系统监护。密切监测患者生命体征的变化，特别是心率、血压波动，预防血管重构不全导致的心脏供血不足。

七、出院指导

（1）定期随访。告知患者定期回医院复查，以确保病情稳定。

（2）药物管理。提醒患者按时服药，并告知药物不良反应的注意事项。

（3）生活指导。鼓励患者保持健康的生活方式，如戒烟、合理饮食、适当运动。

（4）紧急情况处理。告知患者在出现紧急情况（如突发的剧烈疼痛、发热）时，应及时就医。

（李爱华　郭凯）

第五节　雷诺综合征

雷诺综合征是一种影响末梢小动脉的循环障碍性疾病，表现为在寒冷或情绪刺激下，手指和（或）脚趾的动脉痉挛，导致血液循环受限，进而引发一系列症状。

一、病因

雷诺综合征分为原发性和继发性，分类不同，其病因不同。

1.原发性雷诺综合征

原发性雷诺综合征原因不明，可能与遗传因素、环境因素、内分泌异常等有关。

2.继发性雷诺综合征

继发性雷诺综合征由其他疾病或药物引起，如自身免疫性疾病（如硬皮病、系统性红斑狼疮）、血液系统疾病（如冷球蛋白血症）、药物（如β受体阻滞剂、麦角胺）。

二、病理

小动脉痉挛和闭塞导致末梢血液循环障碍。在寒冷或情绪刺激下，末梢小动脉痉挛，使得血液循环受限，导致组织缺氧和疼痛。长时间反复发作可能导致组织营养不良和溃疡形成。

三、临床表现

（1）本征多见于青壮年女性，呈家族倾向，高冷地区及冬春季节更多见。

（2）典型表现为当受寒冷或情绪变化等刺激时肢端皮肤依次出现苍白、发绀和潮红"三相"颜色变化或苍白到发绀及发绀到潮红"双相"颜色变化。

苍白：在寒冷或情绪变化刺激下，肢端皮肤变得苍白，失去血色。

发绀：随着病情的发展，肢端皮肤可能变为紫色，这是缺氧导致的。

潮红：当血液循环恢复时，肢端皮肤可能变得潮红。

（3）疼痛或麻木。在手指和（或）脚趾发白和发紫的过程中，患者可能感到疼痛或麻木。

此外，患者还可能出现其他症状，如指甲变形、溃疡形成。

四、检查

（1）冷激发试验。通过在寒冷环境下观察手指和（或）脚趾的颜色变化来诊断雷诺综合征。

（2）药物激发试验。通过使用某些药物（如麦角胺）来诱发症状，以辅助诊断。

五、治疗

大多数雷诺综合征仅有轻度发作，一般不予特殊治疗。继发性雷诺综合征应积极治疗原发病。目前的治疗措施可以减缓疾病的进展及减轻发作时的症状，主要包括一般治疗、药物治疗、手术治疗及其他治疗。

（一）一般治疗

避免诱发因素。由于寒冷等刺激可诱发该病，故应尽量避免寒冷，通过保暖措施可预防或减少发作。吸烟可加重患者的病情，因此戒烟是非常有必要的。

（二）药物治疗

对于经一般治疗无效的患者，药物治疗仍是目前主要的治疗手段，可减少疾病的发作次数，减轻疾病发作时的严重程度，但对潜在的病因无效。

（1）钙通道阻滞剂，二氢吡啶类钙通道阻滞剂较非二氢吡啶类钙通道阻滞剂有更强的扩血管作用，常作为该病的首选药物。

（2）α受体阻滞剂，在抗交感神经药物中仅α受体阻滞剂有治疗效果。

（3）ACEI及血管紧张素受体拮抗剂（ABR），能够使肢端皮肤血流增加。

（4）前列腺素及其类似物，前列腺素具有抗血小板和舒张血管的作用。

（5）磷酸二酯酶抑制剂，可导致血管扩张、增加毛细血管的血流速度。

（6）选择性5-羟色胺再摄取抑制剂，可改善患者症状。

（7）硝酸甘油，局部应用可明显改善患者症状。

（三）手术治疗

对于经内科治疗无效或者病情严重导致肢端溃疡、坏疽的患者可采用手术治疗，手术治疗可缓解疾病症状，但不能根治。目前常用的手术方法包括：胸/腰交感神经切除术、星状神经节阻滞术、动脉外膜剥脱术、介入治疗、清创术等。

（四）其他治疗

目前有一些方法可帮助患者改善症状，从而避免截指（趾），主要包括肉毒素注射法、脊髓刺激疗法等。

六、护理措施

（一）非手术治疗的护理

1.护理评估

（1）诱发因素，了解患者是否在情绪激动时或暴露在寒冷环境中症状会加重。情绪激动容易促使肾上腺皮质激素分泌增加，导致血管收缩。

（2）既往史，了解患者是否患有阻塞性动脉疾病、类风湿关节炎、原发性高血压等疾病。

（3）家族病史，了解患者家族中是否有人曾患有本病，因本病可能与遗传有关。

（4）生活工作环境，了解患者职业或工作性质，是否长期暴露在寒冷环境下。

（5）吸烟史，如患者有吸烟嗜好，应嘱其戒烟。

2.心理护理

告知患者本病大多数一般不予特殊治疗，消除患者顾虑。告知应避免精神紧张和情绪激动，保持身心放松。精神紧张和情绪激动可通过许多途径影响免疫系统，如紧张可引起激素释放，从而可能改变免疫细胞功能，紧张也可使人养成吸烟、饮酒习惯或导致失眠，可损害机体免疫功能，加重本病发展，故应避免精神紧张、情绪激动。鼓励患者树立战胜疾病的信心，发挥主观能动性，积极配合治疗，并劝告家属尽量消除一切可引起患者激怒、悲伤的因素。

3.保暖

保暖可预防和减少雷诺综合征的发作。最好在气候温暖的环境里工作，防止指（趾）受潮及损伤。手足注意保暖，冬季戴连指手套，下肢加盖棉被或穿保暖厚袜，用温水泡手每天1～2次，避免用热水袋，以防烫伤。

4.戒烟

尼古丁对血管有收缩作用，能加重病情发展，有吸烟嗜好者，要积极戒烟。

5.卧床

在发作时嘱患者卧床，病室温度保持在22℃，晚期有溃疡或坏疽者，应抬高患肢，促进血液回流。

6.疼痛管理

（1）疼痛作为激发应激反应、炎症反应的始动因素，严重影响患者的生理及心理感受。

（2）护理人员及时评估患者的疼痛程度，采取相应的措施。

（3）血管痉挛解除后扩张的小动脉及微血管内的血量急剧增加，这种反应性充血使局部有搏动性疼痛。

（4）护理人员除观察疼痛部位、性质、持续时间外，应为患者提供安静、舒适的环境。鼓励患者分散注意力以减轻机体对疼痛的敏感性。疼痛严重时给镇痛药物。

7.药物治疗的护理

（1）确保患者按时服药，避免漏服、未服药等情况。

（2）监测药物不良反应。告知患者及家属相关药物存在的不良反应，出现不适等相关症状及时告知医生。

（3）定时监测血压。服用血管扩张剂治疗时，护理人员应及时观察血压变化，每天测1～2次。

（二）术前护理

（1）完善术前检查。向患者讲解检查的意义及注意事项，并协助其完成各项术前检查，如心肺功能、心电图、血常规、肝肾功能、凝血常规等检查。

（2）术前宣教。术前1晚可正常饮食，以清淡、易消化饮食为主，禁止食用豆类、奶类及易产气的食品，防止因胃肠胀气对手术视野造成影响。指导患者术前8小时禁食、4小时禁饮。

（3）用药指导。焦虑、失眠的患者可遵医嘱应用镇静、安眠药物。高血压患者应于手术当天晨6时口服降压药，以维持血压稳定。

（4）呼吸道准备。吸烟者积极进行戒烟，指导患者进行呼吸功能锻炼，掌握正确咳嗽咳痰的方法。

（5）皮肤准备。腹部毛发旺盛者予以备皮，备皮范围应大于消毒范围。做好个人卫生准备。

（6）指导患者练习床上大小便。

（三）术后护理

1.病情观察

（1）密切观察患者的生命体征。

（2）观察患肢血供情况，动脉搏动是否可扪及，皮温、皮肤颜色状况。在切除交感神经后，受影响区域的血管可能长期处于扩张状态，尤其是温暖环境可能导致皮温过高。

（3）手术区域内及其附近可能会出现麻木、刺痛或其他感觉变化。应加强患者感知观察，及时干预。

（4）如果采用开胸手术或胸腔镜手术，应观察是否出现肺部并发症，如肺不张或肺炎。

2.伤口护理

（1）保持伤口敷料的清洁干燥并妥善固定。

（2）伤口渗液时应及时更换敷料，更换时应严格遵守无菌原则。

3.疼痛管理

（1）保持病房安静，确保患者舒适。

（2）教会患者转移注意力的方法，如听轻音乐。

（3）疼痛严重时给予镇痛药物。

4.体温监测

由于手术改变了局部体温调节机制，需要密切关注患者体温变化，避免过冷或过热环境。

5.康复训练

患者需要进行手部和足部的适当运动，预防关节僵硬，促进血液循环，指导患者进行康复训练，促进恢复。

6.调整生活方式

指导患者避免接触诱发雷诺综合征的因素，如寒冷环境、烟草、精神压力，并采取保暖措施。

7.药物治疗

虽然进行了手术，但仍需要配合药物治疗以维持血管舒缩功能的稳定。

8.并发症的观察及护理

（1）感染。观察伤口部位是否有红肿热痛等感染征象，如有，应遵医嘱应用抗生素预防或治疗感染。动态关注患者体温情况及实验室感染指标。

（2）出血与血肿。观察手术部位是否有持续出血或者血肿形成，必要时采取加压包扎，限制活动，防止术后出血。监测生命体征，如血压的变化，血压下降可能提示出血量较大。定期检查血常规，关注血红蛋白、血小板计数及凝血功能指标（如INR、APTT等）的变化，有助于评估出血风险和指导后续治疗。

（3）神经功能障碍。注意观察手术侧肢体的感觉变化，是否出现新的麻木、刺痛或无力感，定期评估神经功能，如有异常及时报告并给予相应的康复指导。

（4）血管并发症。检查手术区域及远端肢体的血液循环状况，如皮肤颜色、温度及脉搏强度，确保血流充足，预防肢端缺血、坏死。

（5）肌肉萎缩与关节僵直。指导患者适时进行肢体活动锻炼，以防长期制动导致肌肉萎缩和关节僵硬。

七、出院指导

（1）定期随访。告知患者定期回医院复查，以确保病情稳定。

（2）药物管理。提醒患者按时服药，并告知与药物不良反应有关的注意事项。

（3）保暖与情绪管理。向患者强调保暖和保持情绪稳定的重要性，避免诱发因素。

（4）紧急情况处理。告知患者在出现紧急情况（如剧烈疼痛、皮肤颜色异常）时应及时就医。

（李爱华 张建波）

第六节 颈动脉狭窄

颈动脉狭窄是指作为血液由心脏通向脑和头部其他部位的主要血管颈动脉出现狭窄，主要是由颈动脉内膜产生粥样硬化斑块导致的。

一、病因

动脉粥样硬化是颈动脉狭窄的重要致病因素，其他原因包括慢性炎症性动脉炎（多发性大动脉炎、巨细胞动脉炎、放射性动脉炎）、纤维肌性发育不良、颈动脉迂曲等。发病相关危险因素包括高血压、吸烟、糖尿病、高脂血症等。

二、病理

颈动脉粥样硬化多发生在颈内动脉起始部，通常累及颈总动脉远端和颈内动脉近端，基本病理变化有脂纹形成、纤维斑块形成、粥样斑块形成及继发性病变等。

纤维斑块和粥样斑块常可导致管腔狭窄，甚至闭塞。颈动脉狭窄可导致脑供血不足而出现TIA及缺血性脑卒中等。

三、临床表现

本病好发于中老年人，大部分早期颈动脉狭窄患者没有临床症状，随着疾病的发展，部分患者可出现以下症状。

（一）短暂性脑缺血发作

TIA是指由脑或者视网膜局灶性缺血所致的，不伴急性梗死的短暂性神经功能障碍的疾病。患侧颈动脉狭窄导致的短暂性单眼黑蒙或视野缺失、构音障碍、中枢性言语障碍、失语、肢体笨拙或偏瘫、肢体麻木或麻痹，大多数患者在数分钟内就可恢复。单纯的头痛、头晕、局部感觉障碍不伴有上述症状时不认为是TIA。

（二）缺血性脑卒中

缺血性脑卒中又称脑梗死，是指各种原因所致脑部血液循环障碍，导致局部脑组织缺血缺氧，引起相应神经功能损伤的一类临床综合征，如一侧肢体感觉障碍、偏瘫、失语、脑神经损伤、昏迷。

（三）其他脑缺血症状

患者有颈动脉重度狭窄或闭塞时可表现为思维模糊、体位性眩晕、双眼失明、共济失调、头晕、眩晕等。脑动脉灌注不足往往在突然从卧位改成坐位或坐位改成立位时发生。

四、辅助检查

所需检查取决于患者的症状和疾病严重程度。

（1）颈动脉超声，最常用的颈动脉疾病检查方法。

（2）CTA与MRA，供选择的辅助检查。

（3）DSA，只有在为了明确病变情况和准备介入治疗时使用。

（4）TCD，监测脑血流速度变化，评估狭窄对脑血流动力学的影响。

（5）CT灌注成像（CTP）或MRI灌注成像（PWI），量化脑组织血流量、血容量、平均通过时间等参数，反映脑血流动力学状态和侧支循环功能。

（6）心电图，评估心脏节律和潜在的心肌缺血。

（7）超声心动图，评价心脏结构和功能，排除严重心脏疾病。

（8）心脏负荷试验（如运动平板试验、心脏核素扫描），根据患者具体情况评估心脏储备功能。

（9）血生化，包括血糖、肾功能、肝功能等，评估全身状况及手术风险。

（10）凝血功能，如INR、APTT、血小板计数，确保手术期间出血风险可控。

（11）感染指标检查，如CRP、降钙素原（PCT）检查，排查潜在感染。

五、治疗

（一）非手术治疗

非手术治疗主要包含危险因素控制和药物治疗两方面。最佳药物治疗（BMT）适用于所有症状性颈动脉狭窄的患者和狭窄程度超过50％的无症状性颈动脉狭窄患者，以及合并其他心血管疾病的颈动脉狭窄患者。

1.危险因素控制

针对引发或加重颈动脉狭窄的危险因素进行积极干预。

1）生活方式调整

（1）饮食。推荐低盐、低脂、富含膳食纤维的饮食，限制饱和脂肪酸和反式脂肪酸的摄入，增加新鲜蔬菜、水果和全谷物的摄入。

（2）体重管理。通过合理饮食和适量运动维持理想体重，避免肥胖。

（3）戒烟限酒。彻底戒烟，限制乙醇摄入。

（4）规律运动。进行有氧运动（如快走、游泳、骑自行车），每周至少150分钟；或高强度间歇训练，每周75分钟，保持身体活动。

2）慢性病管理

（1）高血压。通过药物治疗（如ACEI、血管紧张素Ⅱ受体拮抗剂、钙通道阻滞剂、利尿剂）将血压控制在目标范围内（通常＜140/90 mmHg，视个体情况而定）。

（2）糖尿病。通过口服药物［如二甲双胍、磺脲类、二肽基肽酶-4抑制剂（DPP-4抑制剂）］或注射胰岛素治疗，结合饮食控制和运动，使血糖控制达标（非空腹血糖＜11.1 mmol/L，糖化血红蛋白＜7%）。

（3）高脂血症。通过他汀类药物、贝特类药物、烟酸或其他新型降脂药物，将低密度脂蛋白胆固醇降至目标水平。

2.药物治疗

（1）抗血小板药物。如阿司匹林、氯吡格雷、替格瑞洛，用于抑制血小板聚集，减少血栓形成风险。

（2）抗凝药物。在特定情况下（如心房颤动、近期TIA或缺血性脑卒中），可使用华法林、达比加群酯、利伐沙班等抗凝药物。

（3）调脂药物。如他汀类药物，降低胆固醇水平，稳定斑块，减少炎症反应。

（4）其他。如使用尼莫地平、氨氯地平等药物控制高血压，使用α葡萄糖苷酶抑制剂、DDP-4抑制剂等控制血糖。

3.辅助疗法

（1）针灸治疗。在专业医生指导下，选取相关穴位（如百会穴、风池穴、天柱穴）进行针灸，有助于改善血液循环，缓解症状。

（2）推拿治疗。通过手法按摩颈部及相关部位，促进局部血液循环，减轻症状。

4.定期监测与随访

患者需定期进行血压、血糖、血脂等指标监测，以及颈动脉超声等影像学复查，以便及时调整治疗方案。此外，还需关注症状变化，一旦出现新发或加重的脑缺血症状，应立即就医。

（二）手术治疗

颈动脉狭窄常见的手术方式包括颈动脉内膜剥脱术（CEA）和颈动脉支架成形术（CAS）。颈动脉重建需要在有效的药物干预下进行，才能充分保证其安全性和有效性。

六、护理措施

对入院患者进行日常生活自理能力评估、静脉血栓栓塞症风险评估、疼痛筛查。根据患者情况行跌倒/坠床风险评估、压力性损伤风险评估及营养状况评估，根据评估结果制定相应护理措施。

（一）术前护理

1.病情观察

（1）血压。高血压可导致动脉粥样硬化，引起或加重颈动脉狭窄，术前应严密监测患者血压，遵医嘱使用降压药物控制血压，注意部分患者合并锁骨下动脉重度狭窄会引起同侧上肢血压低于对侧，需要测量两侧上肢的血压，并以血压高的一侧肢体作为监测肢体，做好交接记录。

（2）缺血性脑卒中。对于术前TIA反复发作的患者，用药时需观察有无头晕、视物模糊等低灌注表现。颈动脉脱落斑块随动脉血液循环可到达脑部，引起缺血性脑卒中，应警惕突然出现的视物模糊、言语不清、肢体麻木或肢体活动障碍等症状，发现异常及时告知医生。对于无症状的患者也应及时发现病情变化，高度重视患者主诉，当出现脑部缺血症状时，应立即通知医生。

（3）血糖。遵医嘱口服降糖药物或皮下注射胰岛素，加强饮食管理，配合适当运动，控制血糖在目标值范围内。按时监测患者空腹和三餐后2小时血糖，嘱患者若出现头晕、心慌、发冷汗等不适，需及时告知医护人员，以防发生低血糖。

2.饮食指导

嘱患者宜进食低盐、清淡、富含膳食纤维和营养的食物，避免刺激性饮食。

3.活动指导

由于此类患者可能有不同程度的TIA，容易发生眩晕、跌倒，所以应设专人陪护，保证患者安全；避免突然变换体位；日常用品放于伸手可及之处；在卧床时拉起双侧床档，在下床活动时穿防滑鞋，保持地面干燥整洁。

4.严格戒烟

嘱患者戒烟，避免烟碱、尼古丁等对血管的刺激而导致脑血管痉挛，影响脑部血供。

5.休息

保证充足睡眠，避免长时间脑力活动，若患者出现记忆力减退，应避免单独外出，重要事宜可使用笔记本记录下来或设置闹钟提醒。

6.行为指导

嘱患者避免用力屏气排便，避免情绪激动。

7.心理护理

颈动脉狭窄患者多为老年人，大部分患者合并高血压、糖尿病、高血脂及冠心病等其他疾病，患者及家属对手术抱有希望又顾虑手术风险，因此，术前应与患者及家属主动沟通，讲解手术注意事项，介绍成功病例，以减轻患者及家属对手术的顾虑，更好地配合治疗。

8.术前准备

1）常规术前准备

（1）功能训练。指导患者行深呼吸训练，学会术后有效咳嗽，以减轻疼痛和降低肺部并发症发生率；指导患者练习床上大小便。

（2）饮食指导。嘱遵循医生的饮食和饮水指导，可以预防恶心、呕吐和其他麻醉相关并发症。嘱拟行全麻的患者术前禁食6小时，之前可进食淀粉类固体食物；禁水2小时，之前可口服清流质液体，如清水、糖水（不含奶）。局麻的患者术前无须禁食禁饮，注意勿进食过饱。

（3）用药指导。嘱患者术前只服用医生交代服用的药物，用适量温水送服。

（4）遵医嘱进行血型鉴定和交叉配血试验、备血。

（5）嘱患者修剪指甲，剃掉胡须，拭去指甲油、口红，取下活动性义齿、眼镜、手表、首饰等物品，更换患者服。

（6）备好手术需要的病历、药品、影像学资料等，与手术室接诊人员仔细核对，做好交接。

2）皮肤准备

完成手术区皮肤准备，预防伤口感染。病变侧毛发可根据病变部位做适当修剪。协助医生做好手术部位标记，并确保标识清晰。术前还需做好耳部清洁，有助于降低术后伤口感染风险。

3）用物准备

患者接入手术室后铺好麻醉床，床旁备心电监护仪1台、吸氧装置1套、气管切开包1个、气管切开插管和连接管1套、不同型号的无菌手套各2副。

（二）颈动脉内膜剥脱术的术后护理

1.体位与活动

术后全麻未清醒时予患者去枕平卧位，头偏向健侧，清醒后予床头抬高20～30 cm，有利于头颈部血液循环及引流。早期活动可以预防肺部感染和下肢血栓形成，医护人员会根据患者情况告知可下床活动的时机，一般术后当天不要下床。活动时应观察患者面色、心率的变化，询问患者有无不适，注意预防跌倒。

2.病情观察

密切观察患者生命体征、精神状态、意识、肌力、肢体活动情况，有无狂躁、伸舌异常等，CEA术后患者因脑部灌注增加容易发生一过性狂躁、意识障碍，尤其易发生于夜间睡眠期间，出现过度兴奋、胡言乱语。当患者出现声音嘶哑时，注意排除气管插管导致的声带损伤。一旦发现异常及时通知医生处理。

3.呼吸道管理

术后给予患者持续低流量吸氧，使血氧饱和度维持在95%以上，卧床期间协助患者翻身拍背，指导患者咳嗽、咳痰，保持呼吸道通畅，注意咳嗽时用手按压伤口，必要时行超声雾化吸入。进行深呼吸练习，有助于改善肺活量，降低心率，减轻术后焦虑和紧张情绪。

4.颈部伤口观察

观察颈部伤口处有无渗血，并注意观察颈部肿胀情况、气管受压情况，一旦发生伤口出血压迫气管，第一时间清除血肿，保持呼吸道通畅。床旁备气管切开包，在紧急情况下迅速打开伤口或行气管切开术。术后还要注意观察颈部有无搏动性包块形成，警惕假性动脉瘤。指导患者尽量避免增加颈部压力而引起出血。保持伤口敷料干燥，关注患者体温波动情况，遵医嘱合理使用抗生素，加强支持治疗。

5.引流管护理

由于颈部皮肤和皮下组织松软，术后不能加压包扎，术后的患者一般需留置颈部皮下引流管，目的是引出术区残留的血性液体，引流管勿打折扭曲，定时挤压以保持引流管通畅，避免皮下血肿，妥善固定，观察引流液颜色、性质和量。

6.饮食指导

全麻术后6～8小时，可少量给予患者温开水，注意观察有无饮水呛咳、吞咽困难等。术后当晚或第二天可嘱患者进流质饮食（如米汤、藕粉），之后逐步过渡到半流质饮食，以易消化的饮食为主，保持大便通畅。

7.用药护理

CEA术后如果没有出血等并发症，术后24～48小时遵医嘱给予患者抗血小板药物，推荐使用阿司匹林联合氯吡格雷，可降低心血管事件的发生率，但应警惕出血风险。使用抗血小板药物需注意观察患者颈部伤口情况，观察牙龈、鼻、伤口、注射穿刺处有无出血、瘀斑，以及有无血尿和黑便等症状，定期监测凝血功能、血小板活化功能，一旦有出血倾向，遵医嘱减量或停用抗凝药物。术后24小时恢复进食后酌情给予患者常规降血压、降血脂药物等。

8.控制血压

术后必须控制患者血压在（140～150）/（80～90）mmHg，以防止低血容量性脑卒中（低血压引起）和高灌注综合征（高血压引起）。

9.控制血糖

术后禁食状态下患者的血糖更易波动，应增加血糖监测频率，以便及时调整治疗方案；恢复进食后监测患者的空腹及餐后2小时血糖，根据具体手术情况设定合适的血糖控制目标，如血糖超过目标值可静脉输入胰岛素控制血糖，并每1小时测1次血糖至正常。

10.心理支持

通过心理咨询、支持小组或自我调节技巧（如冥想、正念练习）来管理患者术后可能出现的焦虑、抑郁等情绪问题。

11.认知训练

指导患者进行适当的认知训练，如记忆游戏、阅读理解练习，以促进大脑功能恢复，特别是伴有脑供血不足症状的患者。

12.康复训练

颈动脉狭窄术后的康复训练是一个重要环节，旨在促进伤口愈合、恢复血液循环、增强颈部肌肉功能、改善心血管功能，并降低心血管事件发生的风险。以下是一些针对性的康复训练建议。

1）遵循个性化方案

每位患者的手术情况、身体状况和并发症风险不同，康复训练应严格遵照医生或物理治疗师制定的个性化方案进行。定期复查，根据恢复情况和医生建议适时调整训练强度、频率和项目。

2）温和有氧运动

（1）低至中等强度。指导患者选择散步、慢跑、游泳、骑自行车等低至中等强度的有氧运动，避免剧烈运动引发血压骤变。

（2）持续时间：开始时每次运动15～20分钟，随着体能提升逐渐增加至30～60分钟，每周至少3次。

3）颈部肌肉锻炼

轻柔拉伸。指导患者进行颈部肌肉的轻柔拉伸，如缓慢地向左右、前后倾斜头部，以及缓慢旋转头部，以增强颈部肌肉柔韧性。

强化训练：指导患者进行颈部肌肉的强化运动，如颈部侧屈、颈肩部抗阻力训练（使用弹力带或轻量哑铃），但要避免过度牵拉或挤压颈动脉。

13.并发症的观察及护理

1）神经损伤

常见舌下神经、迷走神经、副神经等神经损伤，多为暂时性，可能与手术牵拉导致水肿有关，通常在术后 6～12 个月恢复，舌咽神经的恢复率较高，迷走神经的恢复率较低，永久性损伤相对少见。皮神经损伤一般很难避免，术后患者出现下颌周围或耳后麻木，但不会造成其他影响，一般在术后6个月左右会有不同程度改善。

2）缺血性脑卒中

缺血性脑卒中是CEA后早期最主要的脑部并发症。动脉内膜粥样斑块破裂脱落引起的栓塞、血管阻断引起的缺血、内膜剥脱过程形成的碎片栓塞及术后血栓引起小的栓塞可引起局部神经功能异常，如言语障碍、肢体偏瘫，若栓子堵塞大血管导致颅内大面积栓塞，可能出现头痛、呕吐、意识不清、瞳孔不等大等症状，术后24小时应重点观察患者是否有上述症状。

3）颈动脉血栓形成

术后3天内，低血压、吻合口漏、动脉栓子残留等容易诱发颈动脉血栓形成。术后严密观察患者意识情况，复查凝血功能。若患者出现烦躁、偏瘫、昏迷等急性脑损害表现，立即通知医生，协助医生检查和处理。

4）高灌注综合征

主要临床表现为严重的局限性头痛、局限性和（或）广泛性痉挛、手术侧半球脑出血。术中恢复颈动脉血流之后和术后可预防性应用降压药物及脱水药物（如甘露醇）减轻脑水肿。一般在术后第 1～4 天出现症状，以同侧头痛、高血压、癫痫发作，以及局灶性神经功能缺损为特征。护理措施具体可通过以下几点进行。

（1）术后抬高床头20°～30°，以利于颅内静脉血回流，减轻脑水肿，降低颅内压。

（2）术后给予患者必要的镇痛药物和镇静剂，在术后严重高血压的患者中，全麻术后谵妄是引起血压增高最常见的原因，而术后伤口不适、疼痛也可引起血压反射性增高。

（3）各种治疗、操作注意动作轻柔和集中时间进行。

（4）指导患者避免受凉，以防咳嗽。

（5）有条件的可安排患者住安静、光线柔和的独立房间，减少探视。

（6）加强饮食宣教，给予患者易消化的流质饮食，保持大便通畅，便秘者遵医嘱给予开塞露或乳果糖口服溶液等缓泻剂。

（7）及时处理患者的头痛、呕吐及抽搐情况。

5）出血

出血比较少见。如果肝素化没有纠正，或者患者在围手术期持续使用氯吡格雷和阿司匹林，则出血发生的可能性较高。伤口局部出血肿胀、疼痛是伤口出血的早期表现。告知患者如感觉伤口处胀痛、引流管中短时间内出现大量鲜红色液体，需及时告知医护人员。定期评估伤口情况，观察伤口敷料有无渗血，引流液的颜色、性质和量。床旁备气切包，注意防止污染，必要时使用。

6）颈部血肿与喉头水肿

颈部血肿大多与局部止血不彻底、动脉缝合不严密有关，喉头水肿可能与麻醉插管等相关，血肿压迫气管可引起呼吸困难或窒息。需密切观察患者血氧饱和度、面色、呼吸情况，大多需再次手术清除血肿，部分危重患者需行气管切开术以挽救生命。

7）血栓形成和再狭窄

相关的原因包括术中处理不当、术后药物治疗不充分、平滑肌和内膜过度增生等。注意肝素抵抗情况，围手术期口服抗血小板、抑制内膜增生等药物，对于行CEA后再狭窄的患者，优先推荐CAS治疗。

（三）颈动脉支架成形术的术后护理

1.体位与活动

全麻术后予患者去枕平卧6小时，保持穿刺侧肢体伸直24小时，防止伤口出血，勿大幅度进行颈部活动。

2.生命体征监测

术后监测患者生命体征24小时，给予患者低流量吸氧6小时以上，当发现患者血压异常时，及时通知医生并给予对症处理。查看患者的意识、瞳孔、肢体活动及神经功能等有无变化，并主动询问患者有无不适，重视患者主诉。

3.饮食护理

CAS一般采取局麻的方式即可完成。术后评估患者吞咽功能正常即可少量多次饮水。指导患者进食清淡、易消化食物，勿食牛奶、豆浆等产气食物。常规给予患者补液，促进造影剂尽早排出体外，减少造影剂对患者肾脏的损害。

4.伤口护理

严密观察患者穿刺部位有无出血、渗血或血肿发生，观察术侧足背动脉搏动、皮肤颜色和温度、肢体末梢循环的变化。

5.疼痛护理

患者术后会因术侧肢体制动、卧床时间较长、伤口穿刺、尿管刺激、头颈部不适等原因出现术后疼痛。应耐心倾听患者的主诉，做好疼痛评估，及时为患者讲解疼痛产生的原因，帮助患者分散注意力缓解疼痛。当疼痛评分≥4分时，应及时报告医生，遵医嘱给予镇痛药物。当患者主诉头痛时，应警惕高灌注综合征的发生，必要时协助医生检查和处理。

6.用药管理

当术后患者血压增高时，遵医嘱使用口服或者静脉泵入降压药物，维持血压的稳定。使用静脉泵入降压药物期间，应注意及时监测血压，报告医生，并遵医嘱调节泵入速度。

7.皮肤护理

术前可在患者骶尾部粘贴泡沫敷料以保护皮肤，术后6小时协助患者床上翻身，防止皮肤受压时间较长引起压力性损伤。

8.预防下肢DVT

入院后即可指导患者练习踝泵运动，在术后患者卧床时督促其进行踝泵运动，具体方法为：最大限度地勾脚尖，之后再向下踩（让脚尖向下），在最大位置保持5～10秒，平均每小时练习5分钟。

9.心理护理

患者因知识缺乏及手术的不确定因素容易产生恐慌及焦虑，应做好患者术后宣教，及时发现患者的情绪波动，理解患者，做好患者的心理护理。

10.并发症的观察及护理

1）心血管并发症

颈动脉窦压力反射包括心动过缓、低血压和血管迷走神经反应，多数是围手术期一过性的且不需要后续治疗。支架置入后可见持续的低血压。预防措施包括术前确保足够的水化、术前降压药物的细致调整、静脉给予多巴胺等血管活性药物进行缓解。围手术期心肌梗死、心力衰竭等也有可能发生，故评价患者心脏功能非常重要，并给予相应处理。

2）神经系统并发症

CAS相关的TIA和缺血性脑卒中多由栓子脱落栓塞导致，也可由血栓形成等引起，症状严重者需及时处理。

3）颅内出血

颅内出血多由高灌注综合征、支架置入后的抗凝及抗血小板治疗、高血压脑出血（主要位于基底节部位）、脑梗死后出血转化、合并颅内出血性疾病等导致，需要在围手术期严格控制患者血压，应用脱水药物减轻脑水肿等措施来预防。注意观察患者意识、瞳孔、肢体活动等情况。

4）支架内再狭窄

术后需要密切随访发现再狭窄患者，术后需要口服抗血小板、降血脂药物等，有糖尿病的患者严格控制血糖，吸烟者需要戒烟。

5）其他并发症

其他并发症有血管痉挛、动脉夹层、血栓形成、支架释放失败、支架变形和释放后移位等。通过充分术前评估、规范和轻柔操作等来减少相关并发症的发生。术中出现脑血管痉挛，如果在撤出导丝和保护装置后，痉挛仍未解除，可局部给予硝酸甘油、罂粟碱等解痉挛药物。颈外动脉狭窄或闭塞通常是无危险的，不需要进一步干预。假性动脉瘤破裂、穿刺点出血、感染或腹膜后血肿，可以对症进行处理。造影剂肾病也是CAS的术后并发症，可以通过围手术期水化、尽量减少造影剂用量等措施降低发生率。

七、出院指导

（一）病情观察

1.出院后如果出现以下症状需立即至医院就诊

（1）吞咽困难或呼吸困难、剧烈头痛、视力突然下降。

（2）面部麻木或无力，症状与伤口无关。

（3）肢体麻木或无力。

（4）言语不利。

2.出现以下症状需及时至医院就诊

（1）伤口部位压痛、红肿加重。

（2）体温≥38℃。

（3）疼痛加剧或疼痛不能通过镇痛药物缓解。

（4）伤口渗液或出血，伤口有分泌物或异味。

3.疼痛和不适

术后颈部会有些疼痛或麻木，可能会持续7天左右。关于术后服用的药物，请遵循医生的指导。大部分患者术后无须使用镇痛药物，某些患者术后可能使用阿片类药物，特别说明阿片类药物只能短期使用。请患者务必了解所有用药方法和停药时间，严格遵医嘱用药。

（二）伤口护理

伤口一般使用可吸收线行皮内缝合，术后无须拆线，嘱患者保持伤口部位完全干燥。伤口一般7天可愈合，在伤口结痂自然脱落前，嘱患者不要将伤口浸泡在水中，不要洗澡、游泳等。术后4周内，嘱患者不要在伤口部位涂抹油剂或乳液。

（三）用药指导

坚持口服抗凝药物或抗血小板药物，定时复查出凝血时间，并教会患者自我观察有无出血倾向。伴有糖尿病和（或）高血压病史的患者继续控制血糖、血压在适当范围，规律服药和复查。

（四）功能锻炼

嘱患者术后短期内不要做剧烈运动，防止血压过高引起脑部血流高灌注，不要使劲转头，防止手术侧颈部皮肤过度牵拉，引起伤口裂开或出血。待伤口完全愈合，血压、心率稳定后，即可恢复日常活动。告诫患者生活要有规律，保持情绪稳定，精神愉快。嘱患者进行肢体、语言等康复训练时，由易到难，循序渐进。

（五）危险因素控制

（1）戒烟。告知患者必须戒烟，以减少血栓及脑血管痉挛的发生率。

（2）嘱患者保持健康体重。超重会引发其他疾病，如高血压、糖尿病和睡眠呼吸暂停。

（3）嘱患者多吃水果和蔬菜。水果和蔬菜中含有钾、叶酸等营养物质，有助于预防TIA或脑卒中。

（4）嘱患者限制胆固醇和脂肪摄入，尤其是减少饱和脂肪酸的摄入（动物性脂肪如牛油、奶油和猪油所含的饱和脂肪酸比植物性脂肪多），有可能减少动脉内斑块的沉积。

（5）嘱患者限制钠的摄入。钠过量可能会导致钠敏感人群血压升高。建议健康成人每天摄入的钠应低于1 500 mg。

（6）嘱患者规律运动。运动可以降低血压，使高密度脂蛋白胆固醇水平升高（一般来说，高密度脂蛋白胆固醇水平越高越好，甘油三酯水平越低越好），并改善血管和心脏的整体健康状况。运动还有助于减轻体重、控制糖尿病和缓解压力。

（7）嘱患者限制饮酒。

（8）嘱患者控制慢性疾病。管理糖尿病和高血压等疾病，有助于保护动脉健康。

（六）随访管理

一般嘱患者出院后1个月、3个月、6个月及1年来医院复诊。复诊时，医生会根据患者情况决定是否预约相关检查。

（唐静楠　吴雅倩）

第七节　颈动脉体瘤

颈动脉体瘤（CBT）又称颈部副神经节瘤、化学感受器瘤或颈动脉球瘤。

一、病因

发病机制尚未明确，可能与慢性缺氧、长期居住于高原地区、琥珀酸脱氢酶（SDH）基因家族成员突变等有关。

二、病理

CBT通常位于颈动脉分叉或更深部，导致颈动脉分叉扩张，向下可延伸至颈总动脉，向上可延伸至颅底。CBT的血供丰富，其常见的供血动脉有咽升动脉和颈升动脉，也有颈外动脉。随着肿瘤的生长，面动脉、舌动脉、甲状腺上动脉等颈部其他动脉均可作为肿瘤的供血动脉。由于迷走神经沿颈动脉鞘纵向走行，所以CBT特别容易累及位于分叉或颈内动脉后内侧的喉上神经发出的重要分支；舌下神经位于颈动脉分叉的前外侧，瘤体较大时容易受到影响。

三、分型

目前Shamblin分型较为常用。

Ⅰ型：CBT体积较小，与颈动脉粘连较少，主要局限在颈动脉分叉内，手术切除无困难。

Ⅱ型：CBT体积较大，与颈动脉有一定粘连，肿瘤部分包绕颈动脉，瘤体可被切除，有时需要临时行颈动脉转流术。

Ⅲ型：CBT体积巨大，瘤体将颈动脉完全包裹，手术常需行颈动脉切除和血管移植。

四、临床表现

1.无功能性CBT

绝大多数CBT是无功能性肿瘤，较为常见的临床表现为颈部无症状、缓慢生长的肿块，当瘤体对周围组织造成压迫或侵袭局部组织时，便会产生相应症状，常累及颈动脉、舌下神经、舌咽神经、迷走神经、交感神经链，出现脑神经麻痹、吞咽困难、饮水呛咳、头痛、声音嘶哑、晕厥、头晕、眩晕、耳鸣，以及TIA、脑卒中症状等。

2.功能性CBT

功能性CBT在临床上较罕见，可分泌组胺、肾上腺素或去甲肾上腺素等，引起儿茶酚胺增多症的相关症状，可能出现高血压、心悸、头痛、面部潮红或心动过速，患者有可能因唯一的临床表现——血压升高前来就诊。Fontaine征是CBT最典型的体征，即下颌角下的颈部肿块附着于颈总动脉分叉部位，肿块可向水平方向移动少许，但不沿颈动脉方向移动。由于CBT的血供丰富，在肿块处可扪及搏动，听诊可闻及血管杂音。

五、辅助检查

1.常规实验室检查

（1）血常规，评估血液系统功能，包括红细胞、白细胞、血小板等各项指标，排除感染、血液病等。

（2）凝血功能，如PT、APTT、INR等，评估患者凝血功能，预防术中出血风险。

（3）血生化全套，包括肝功能、肾功能、血糖等，评估患者全身器官功能状态及代谢状况。

2.常规影像学检查

（1）颈部超声，初步评估颈动脉分叉处肿物的形态、大小、内部回声、血流特征及与周围血管的关系。

（2）颈部CT/MRI，提供肿瘤的详细解剖定位、大小、与邻近组织（如神经、血管）的关系，以及肿瘤内部结构、有无侵袭周围组织或转移的迹象。

（3）CTA/MRA，能清晰显示颈动脉及其分支，评估瘤体与血管的关系，了解瘤体血供情况、血管受累程度及侧支循环状况。当患者对碘对比剂过敏无法行CTA检查时，MRA可作为CTA的替代检查手段。

（4）DSA，目前不常规推荐用于术前诊断，需要进行术前评估或辅助治疗时可考虑进行该检查。

（5）其他。当体格检查发现肿物体积较大，Shamblin分型级别较高，且颈部或远处有肿大淋巴结时，应警惕恶性CBT可能，可通过放射性核素检查进一步确认。单光子发射计算机断层显像（SPECT）可根据肿物对葡萄糖的摄取程度反映其代谢变化，因而可以确定CBT有无转移。对手术的患者进行淋巴结活检可以确认有无转移征象。必要时配合医生行喉镜、肺部CT、腹部CT检查，以评估患者声带情况、有无出现肺部和肝脏转移。

3.功能性检查

（1）颈动脉压迫试验。评估健侧颈动脉能否有效代偿患侧阻断时的脑血流供应，预测术中暂时阻断颈动脉的安全性。触诊时注意动作轻柔，不宜用力按压瘤体，避免压迫导致颈动脉迷走反射。此方法如果应用不当或方法不对，可导致脑缺血表现，甚至有缺血性脑卒中发生可能，因此目前术前不建议为患者常规实施。

（2）TCD/CTP/PWI。评估脑血流动力学，判断侧支循环状况，为手术决策提供依据。

4.特殊检查

（1）儿茶酚胺测定。对于怀疑合并嗜铬细胞瘤或有自主神经功能亢进的患者，测定血浆或尿液中的儿茶酚胺（如肾上腺素、去甲肾上腺素）水平，以鉴别功能性CBT。

（2）内分泌功能检查。根据临床表现，可能需要进行相关的内分泌功能检查，如甲状腺功能、垂体功能。

5.心肺功能检查

（1）心电图/超声心动图检查。评估心脏功能，排除手术禁忌证，如严重心脏病等。

（2）肺功能测试，对于高龄、有肺部疾病史或长期吸烟的患者，评估肺功能，确保其能够耐受手术。

六、治疗

（一）手术治疗

（1）手术是CBT的首选治疗方式，尽早治疗可避免或解除肿瘤的各种压迫及内分泌症状，也可降低瘤体转移的可能性。手术采用全麻方式，根据术前影像及Shamblin分型选择不同的手术方式，主要包括：①单纯CBT切除术。②CBT切除+颈外动脉结扎术。③CBT切除+颈动脉修复或重建术。④颈外动脉、瘤体滋养动脉栓塞+CBT切除术等。

（2）禁忌证为恶性CBT、多发远处转移。

（二）放射治疗

放射治疗（简称放疗）可以作为辅助或姑息疗法。恶性CBT合并淋巴结转移者，术后放疗能提高治愈率，减少复发和远处转移。放疗可以帮助缩小肿瘤体积，缓解压迫症状，但可能增加恶性变风险。

七、护理措施

（一）术前护理

1.病情观察

CBT生长部位特殊，周围血管、神经丰富，可出现不同的临床表现，常累及颈动脉、舌下神经、舌咽神经、迷走神经、交感神经链，出现脑神经麻痹、吞咽困难、饮水呛咳、头痛、声音嘶哑、晕厥、头晕、眩晕、耳鸣，以及TIA、脑卒中症状等。患者一旦出现以上表现，应立即通知医护人员。避免频繁按压、触摸颈部肿块，以免压迫颈动脉引发迷走神经反射。

2.饮食指导

指导患者宜进食低盐、清淡、富含维生素和膳食纤维的食物，避免刺激性饮食。

3.活动指导

对于颈部肿块压迫颈动脉引起脑缺血的患者，嘱其活动时注意安全，变换体位时避免动作过快、过猛，起床时遵循"起床三部曲"（即醒后先赖床30秒，让身体适应从卧位到坐位的转变，避免突然起身导致的头晕和不适；在平躺30秒后，缓慢坐起来，继续保持坐位30秒，让大脑适应从卧位到坐位的转变，防止因突然站立引起的头晕和不适；在完成坐位30秒后，再慢慢地站立起来保持站立姿势30秒，确保身体已经完全适应了体位的变化，避免出现头晕、晕厥等症状），若出现头晕、视物模糊等症状应立即就地休息，避免发生跌倒，外出检查及日常活动应有家属陪伴。保持地面干净整洁，指导患者穿防滑拖鞋。将日常用品置于患者伸手可及之处。

4.心理护理

帮助患者理解手术必要性和风险，建立合理预期，增强手术配合度。制作CBT的科普视频或资料，向患者及家属宣传疾病的诊断、治疗方法、手术可能存在的风险、术前相关检查及功能锻炼的重要性，介绍成功案例，为患者解答疑问，缓解其紧张情绪，增强治疗信心。

（二）术前准备

1.术前评估

（1）患者身体状况评估。评估患者的生命体征、营养状况、心肺功能，采集病史（家族史、用药史、既往史）。

（2）精神心理评估。评估患者的精神状态、认知功能及手术意愿，确保患者对手术有充分理解并能积极配合。

2.专科手术准备

对于术前发现有嗜铬细胞功能表现的CBT患者，应按照标准流程，术前进行药物治疗2周后再行手术治疗。术前评估可能需要置换重建颈动脉的患者还应做好大隐静脉超声评估和皮肤准备。

3.血管造影及栓塞的护理

为了减少瘤体供血及术中出血，利于肿瘤分离，部分患者尤其是ShamblinⅢ型患者术前可在DSA下行滋养动脉栓塞。

1）血管造影及栓塞前

（1）检查前向患者解释检查目的及简要过程，血管腔内手术经动脉或静脉入路可能出现的肢体并发症及观察要点，如肢体的皮温、皮肤颜色、动脉搏动、肢体活动、疼痛情况，消除患者疑虑，取得其配合。

（2）腹股沟区备皮，嘱患者清洗局部皮肤以保持清洁。

（3）了解患者有无对比剂过敏史。

（4）若患者心肾功能正常，嘱其术前、术后大量饮水，以不感腹胀为宜，必要时记录饮水量和尿液的颜色、性质及量。

2）血管造影及栓塞后

（1）体位与活动。嘱患者一般保持穿刺侧下肢伸直6～12小时，若为动脉穿刺则应保持伸直12～24小时，同时，还应密切观察穿刺点有无出血、加压包扎处伤口敷料有无松动、穿刺点肢体足背动脉搏动情况、皮温情况等。

（2）饮食指导。对于局麻术后无禁忌证者，鼓励其大量饮水，以促进对比剂排泄；全麻患者一般在术后6小时或手术当天禁食禁饮，遵医嘱逐渐由流质饮食过渡到普食。

（3）密切观察患者意识及语言、肢体运动功能的变化，以判断有无栓塞剂外溢引起的脑梗死。

4.皮肤准备

手术区皮肤准备范围应为伤口周围15～20 cm。病变侧毛发根据病变部位做适当修剪。协助医生做好手术部位标记，并确保标识清晰；术前还需做好耳部清洁，有助于降低术后伤口感染风险。

5.物品准备

准备气管切开包1个，气管切开插管和连接管1套，不同型号的无菌手套各2副，负压吸引装置1套，以确保在患者术后突发窒息需紧急救护时使用。每班做好交接核查，并做好患者和家属健康宣教，以保证各种急救物品处于备用状态。

6.常规术前准备

（1）功能训练。指导患者行深呼吸训练，学会术后有效咳嗽，以减轻疼痛和降低肺部并发症发生率。指导患者练习床上大小便。

（2）饮食指导。拟行全麻或腰麻手术的患者，嘱患者术前一日晚餐应进食清淡、易消化的食物，术前禁食6～8小时，术前2小时禁饮。禁食禁饮期间，常规使用的降糖药物应暂停使用，以免发生低血糖反应。局麻手术前无须禁食禁饮，注意勿进食过饱。

（3）用药指导。嘱患者术前只服用医生交代服用的药物（如降压药物），用适量温水送服。

（4）遵医嘱进行血型鉴定和交叉配血试验、备血。

（5）嘱患者修剪指甲，剃掉胡须，拭去指甲油、口红，取下活动性义齿、眼镜、手表、首饰等物品，更换患者服。

（6）备好手术需要的病历、药品、影像学资料等，与手术室接诊人员仔细核对，做好交接。

（三）术后护理

1.监测生命体征

严密监测生命体征，尤其是血压变化，将血压控制在合理范围（遵医嘱），直至生命体征平稳。因为CBT术中可能损伤双侧舌咽神经、舌下神经及颈总动脉窦支，损伤颈动脉窦通路，破坏血压反射弧，术后可表现为间歇性高血压，遵医嘱予降压药物微量泵入治疗，根据血压变化情况调节给药速度，同时观察患者神志，有无烦躁不安、昏迷等症状，观察患者四肢活动情况。

2.呼吸道护理

严密监测患者血氧饱和度，观察其呼吸频率、幅度，保持呼吸道通畅，判断是否存在呼吸困难，避免术后颈部肿胀压迫气管引起呼吸困难；必要时行气管切开或气管插管，以免手术创伤、颈部组织水肿影响呼吸道通畅；指导其有效咳嗽和咳痰，遵医嘱给予雾化吸入，协助患者翻身，必要时按医嘱使用祛痰药及抗生素。

3.体位与活动

患者术后颈部适当制动，头偏向患侧，避免吻合口裂开和活动性出血，避免移植血管扭曲，以利于增加脑部血流量；指导患者遵循循序渐进的原则进行早期活动，术后第1天床上活动，卧床期间进行踝泵运动，3～5次/天，40组/次，防止下肢DVT，第2天协助患者进行床边活动，2周内避免颈部剧烈活动。

4.伤口及颈部引流管护理

观察患者伤口渗血及颈部肿胀情况，避免伤口出血压迫气管引起呼吸困难，局部伤口加压压迫4～6小时。咳嗽剧烈时用手掌保护伤口，防止伤口张力过高引起出血。观察并记录引流液颜色、性质、量。保持颈部引流管处于负压状态，并维持其通畅，根据患者手术部位，放于颈部侧边或无物体压迫的地方，引流管使用3M高弹力胶布进行二次固定，防止扭曲、反折、受压、脱落，患者活动时应妥善放置引流管。在拔除引流管后24小时内密切观察伤口有无渗血、出血等情况。

5.饮食指导

手术治疗会影响患者吞咽动作，患者术后完全清醒时，指导其练习吞咽动作和正确进食方法。鼓励患者少量多餐，患者在吞咽感觉疼痛不适时，给予少量温水，逐步过渡到流质、半流质饮食，以高热量、高维生素、易消化食物为宜。嘱患者不进食粗糙、坚硬、难咀嚼食物，避免油炸食品，以免加重伤口渗血。

6.并发症的观察、预防及护理

1）伤口出血、血肿、窒息

（1）观察和预防。①患者术后麻醉清醒后即可取半卧位，可将沙袋放于患者左右颈部以固定颈部，嘱患者活动头部时动作轻柔缓慢，以降低颈部活动度过大引起伤口出血的概率。②动态评估颈部伤口敷料表面有无渗血、渗液，术侧颈部有无肿胀、疼痛等表现。如留置颈部伤口引流管，应保持引流管通畅，做好引流管固定，防止滑脱或打折等情况发生。观察引流液颜色、性质、量的变化。③嘱患者行深呼吸运动，保持呼吸道通畅。对于Shamblin Ⅲ型CBT行血管修补、置换术后的患者，可遵医嘱行雾化吸入等治疗措施，以减少术中气管插管带来咽部水肿而引发的剧烈咳嗽。④指导患者颈部适当活动，避免活动过度致伤口出血。⑤评估患者疼痛部位及性质，根据疼痛部位、性质的不同，查找原因并做出相应处理。⑥术后嘱患者遵医嘱使用抗血小板、抗凝药物治疗。动态监测患者PT、APTT等凝血相关指标，观察皮肤、黏膜、消化系统、泌尿系统、神经系统等有无出血表现，评估全身有无出血倾向。⑦予患者持续低流量吸氧，动态评估患者心率及血压变化，有无气促、面色苍白、口唇发绀、烦躁不安等呼吸困难表现，及时判断气管有无偏移，严密监测呼吸及血氧饱和度变化。

（2）护理措施。如患者颈部伤口敷料表面出现少量渗血，应及时报告医生，检查伤口局部情况，动态观察颈部伤口有无活动性出血，必要时协助医生更换伤口敷料。如颈部伤口持续渗血或伤口引流量超过100 mL/h，且颜色鲜红，则提示有活动性出血可能，应立即报告医生查找出血原因，必要时行颈动脉CTA检查，协助医生做好检查前准备。情况紧急时协助医生在床边进行伤口探测止血缝合。必要时遵医嘱调整抗凝药物的使用，评估血红蛋白、凝血功能等指标的变化，严重时遵医嘱予患者输血、补液等扩容治疗。若患者颈部皮肤张力动态增高，出现进行性呼吸困难、烦躁、血氧饱和度下降等严重缺氧表现，需立即报告医生，必要时打开颈部伤口，清除血肿降低局部压力，必要时行气管切开，建立人工气道，根据血气分析结果遵医嘱给予呼吸机辅助呼吸。密切监测患者生命体征变化，定期协助患者翻身叩背，加强口腔护理，及时清除口腔和气道分泌物，做好气道湿化、按需吸痰等人工气道护理。

2）缺血性脑卒中

（1）观察和预防。评估患者瞳孔大小、意识状态、语言表达能力及四肢活动情况，如有异常及时报告医生。遵医嘱予患者抗血小板、抗凝药物治疗，在口服利伐沙班抗凝治疗时，需注意10 mg片剂在患者空腹或随餐服用均可，而15 mg和20 mg片剂推荐与食物同服，以延缓药物在胃内排空的时间，达到较高的生物利用度。

（2）护理措施。若患者术后出现意识障碍、偏瘫、言语不清等脑卒中表现，应立即报告医生，协助患者行头颅CT、MRI检查，必要时配合医生做好急诊手术准备。严密监测血压变化，动态评估患者意识、认知功能、吞咽功能及瘫痪肢体肌力、肌张力变化等，以确认是否存在脑供血不足。若患者出现黑蒙、肢体无力、言语不清等脑缺血表现，应嘱患者卧床休息，拉好床栏防止坠床等意外发生。若患者出现认知及运动功能障碍，可通过制定个性化运动方案，以功能康复为核心的护理模式来提高患者认知及运动功能。若患者出现呕吐、意识障碍、昏迷等表现，应予仰卧位，头偏向一侧，防止因舌后坠导致气道阻塞；同时及时清除患者呼吸道分泌物，保持气道通畅，根据意识障碍程度给予不同的营养支持，制订相对应的饮食计划，保证每天摄入量，增强机体抵抗力，对于昏迷患者遵医嘱予鼻饲。对于肢体活动障碍的患者，应加强生活护理，予气垫床减压，每2小时翻身叩背1次，预防压力性损伤和坠积性肺炎。遵医嘱静脉使用溶栓药物时，应严密观察患者肢体功能等情况以判断溶栓效果是否理想，及时评估有无出血表现尤其是有无头痛等颅内出血早期表现。

3）神经损伤

（1）观察和预防。术后难以通过实施护理措施来避免神经损伤的发生，但早期评估和观察患者是否存在神经损伤表现有助于促进患者康复，确保患者安全。应重点观察患者有无舌下神经、迷走神经、舌咽神经、面神经下颌支和颈交感神经损伤的表现，主要表现为吞咽困难、进食或饮水呛咳、声音嘶哑、声调降低、伸舌偏斜、舌搅拌功能障碍、鼻唇沟变浅、眼睑下垂、口角歪斜、霍纳综合征。患者术后若无恶心、呕吐等胃肠道反应，护理人员应根据患者吞咽能力给予相应的饮食指导，并遵医嘱预防性使用营养神经的药物，用药后观察疗效及有无不良反应的发生。

（2）护理措施。当患者出现饮水呛咳、吞咽困难、声音嘶哑、声音改变等表现时，提示喉上神经及喉返神经损伤。指导吞咽障碍患者在进食过程中采用吞咽技术与方法进行头部姿势与吞咽动作的调整，指导患者进行口腔周围肌肉训练和吞咽反射改善训练等方法逐渐恢复吞咽功能，以预防误吸。对于症状不严重的患者，可指导其在进食过程中取端坐位或半卧位，颈部前倾，偏瘫侧肩部垫枕，餐具可选用柄长、口浅、匙面小、不粘食物、边缘光滑、容量5～10 mL的勺子；可选择糊状半流质饮食，鼓励患者少量多次饮水，在饮水时下颌紧贴胸骨，以减少呛咳；进食速度宜慢，30～40分钟为宜；进食后保持该体位30分钟，避免翻身、叩背。对于严重吞咽困难、饮水呛咳的患者，遵医嘱留置肠内营养管进行营养支持，待神经功能逐渐好转后可予坐立前倾位，给予糊状半流质饮食，并于康复门诊加强吞咽动作、神经肌肉训练等功能锻炼。当患者出现声音嘶哑时，应注意观察患者声音的变化，嘱其少说话，必要时遵医嘱予雾化吸入治疗。患者出现伸舌向患侧偏移、舌搅拌功能障碍时，提示舌下神经损伤；出现瞳孔缩小、上眼睑下垂、眼球内陷等表现时，提示交感神经损伤；出现鼻唇沟变浅、鼓腮漏气等表现时，提示面神经下颌支损伤，应遵医嘱使用营养神经药物及对症支持治疗，同时加强患者和家属的健康教育，安慰患者和家属，告知患者专业的治疗和护理有助康复，以增强其康复的信心。

4）感染

（1）观察和预防。动态评估患者术后体温、白细胞计数、中性粒细胞等炎症指标变化，遵医嘱使用抗生素预防感染，并观察用药疗效及有无过敏反应的发生。在倾倒颈部伤口引流液前后，应注意无菌操作，用乙醇纱布擦拭负压引流球出液口以预防感染。密切观察患者颈部伤口有无红肿热痛的表现，当患者颈部伤口敷料处有渗血、渗液时，应立即报告医生进行相应处理。同时，做好其他留置导管的护理。指导患者采用高蛋白质、高维生素饮食，加强营养增加抵抗力。

（2）护理措施。如患者出现术后发热，应及时报告医生，查找发热原因，根据体温情况予以相应处理，必要时遵医嘱规范使用抗生素，动态评估患者白细胞、中性粒细胞等炎症指标是否恢复至正常水平。如患者出现全身炎症表现（寒战、高热、白细胞计数升高等），且颈动脉造影显示移植物周围积气、积液、血肿等情况，提示可能出现移植物感染，必要时配合医生做好术前准备。怀疑出现导管相关性感染时，应遵医嘱进行血培养和导管尖端细菌培养，根据血培养和药敏试验结果遵医嘱合理使用抗生素。

八、出院指导

（一）伤口护理

若术后伤口愈合良好，可在术后5～7天拆除缝线。拆线后注意伤口处卫生，继续包扎2～3天。拆线后1周如无愈合不良等表现即可淋浴，但不要用力揉搓伤口处。若医生术中选择皮内缝合术，则不需要拆线，使用无菌敷料覆盖，保持伤口局部清洁干燥，避免感染，遵医嘱予以换药。如患者出院前仍存在伤口麻木感，提示可能出现皮神经损伤，应做好患者的健康教育，告知皮神经损伤后恢复需要一段时间，勿过度担忧，必要时遵医嘱予甲钴胺等营养神经药物治疗和局部温热敷。

（二）复查指导

CBT多在体格检查时发现，无明显临床症状。对于双侧CBT患者，根据病变和患者情况选择优先侧，术侧伤口恢复情况待门诊复查时进行评估，根据情况再施行对侧手术。对于行血管移植的患者，应遵医嘱行抗血小板治疗2年，术后3个月、6个月、12个月及之后每年到院随访；对于未行血管移植的患者，应在3个月、12个月到院随访。如有不适及时复诊，防止疾病复发。应指导患者出院后加强自我观察，以及时发现肺部、肝脏转移。若出现局部复发或提示肿瘤转移表现，应及时就诊，行全身影像学评估筛查远处病灶。

（唐静楠　王娟）

第八节　主动脉夹层

典型的主动脉夹层是由于各种原因导致的主动脉内膜撕裂，血液流入动脉壁间，主动脉壁分层、分离，血管腔被游离的内膜片分隔为真腔和假腔。主动脉内膜上的血流入口即为原发破口，在主动脉远端可有继发破口，使真假腔之间血流相通。假腔内可以是持续的血流灌注，也可因为血液淤滞而血栓化。

一、病因

（一）经典危险因素

高血压、动脉粥样硬化、高脂血症、吸烟、饮酒等均与主动脉夹层发生有关。

（二）遗传和获得性易感性

结缔组织病，如马方综合征、勒斯-迪茨综合征（Loeys-Ditez综合征）、血管型埃勒斯-当洛斯综合征（Ehlers-Danlos综合征）、特纳综合征（Tuner综合征）、主动脉瓣环扩张、家族性主动脉夹层、多囊性肾病；先天性主动脉异常，如主动脉瓣二叶畸形、主动脉缩窄；主动脉炎，如大动脉炎、巨细胞动脉炎、白塞病、结核病和梅毒，均与主动脉夹层发生有关。

（三）其他

医源性主动脉夹层常与创伤性、逆行性导管介入术有关。此外，年龄、性别、药物（如可卡因），甚至气象因素及空气污染物，也对主动脉夹层发生有潜在影响。有研究发现A型主动脉夹层在妊娠晚期常见，而B型主动脉夹层在产后更常见。

二、病理

各种病因引起含有弹力纤维的主动脉中层破坏或坏死，由血压波动引起血管壁横向切应力（剪切力）的增大导致内膜撕裂，血流逆行或顺行冲击导致壁间血肿蔓延，形成动脉壁间假腔，并通过一个或数个破口与主动脉真腔（原有的主动脉腔）相交通，形成"夹层"。主动脉中层的结构异常为发病基础，内膜撕裂形成"内膜片"，代表真腔与假腔间内、中层隔膜，是急性主动脉夹层最典型的病理特点。随之是血流顺行（典型者）或逆行冲击及主动脉壁内层和中层间沿长轴不同程度地裂开，血液进入形成假腔，假腔顺行或逆行蔓延可累及升弓部、主动脉全段，引起主动脉破裂、重要脏器供血障碍。夹层累及主动脉瓣结构与冠状动脉开口可致主动脉瓣脱垂、关闭不全和缺血性心肌损伤。临床研究发现，急性主动脉夹层伴有白细胞、炎症介质、CRP升高等全身炎症反应，甚至导致多器官功能障碍综合征。主动脉夹层破裂可造成急性心脏压塞，胸腔、腹腔积血，纵隔和腹膜后血肿。

三、分期与分型

（1）根据病程主动脉夹层可分为急性期（≤14天）、亚急性期（15～90天）和慢性期（>90天）。

（2）临床常根据夹层累及范围将其进行DeBakey分型和Stanford分型。

DeBakey分型分为三型：Ⅰ型，累及整个主动脉。Ⅱ型，仅累及升主动脉。Ⅲ型，不累及升主动脉和主动脉弓。

Stanford分型分为两型：A型，最为常见，这种类型的主动脉夹层会累及升主动脉，属于医疗急症，通常需要立即手术。B型，累及降主动脉，可能会延伸至腹部，如果出现并发症，这种主动脉夹层往往需要手术治疗。

当夹层仅限于主动脉弓或由降主动脉逆撕超过主动脉弓时定义为非A非B型
夹层。

四、临床表现

本病临床表现取决于主动脉夹层的部位、范围、程度，主动脉分支受
累情况，有无主动脉瓣关闭不全，向外破溃程度，并发症等。

（一）疼痛

疼痛是本病最主要和突出的表现。约90%的患者有突发性胸部持续性
撕裂样或刀割样剧痛，可放射到背部，可在肩胛间区沿夹层发展方向引起
胸部、腹部和下肢疼痛，疼痛部位有助于判定病变位置。Stanford A型主动
脉夹层可引起前胸和肩胛间区剧痛，有时可放射到颈、喉、下颌，夹层扩
大压迫右冠状动脉时易误诊为急性下壁心肌梗死。Stanford B型主动脉夹层
表现为前胸和后背剧痛，说明夹层广泛，若疼痛向下波及腰背部或下肢，
则反映夹层在向下发展；如夹层破入主动脉内，疼痛可减轻。

本病常伴有一个安静期或潜伏期，因夹层进展或破裂，疼痛可能再发
作或突然死亡。1/3～1/2的患者伴有面色苍白、出冷汗、四肢发凉、神志改
变等休克样表现。5%～10%的患者会发生晕厥，这常表明发生心脏压塞或
头臂血管受累。少数夹层患者无疼痛，如马方综合征或行激素治疗者，以
及其他极少数病例，称为无痛性主动脉夹层，应引起注意。

（二）心脏表现

约半数患者出现主动脉瓣关闭不全，为Stanford A型主动脉夹层严
重的并发症，主动脉瓣区闻及舒张期杂音，重度主动脉瓣关闭不全可
导致急性左心衰竭、呼吸困难、胸痛、咳粉红色泡沫样痰等症状。慢性
期可出现主动脉瓣关闭不全的体征，如双重杂音（Duroziez征）、毛细血
管搏动征（Quincke征）、点头征（Musset征）和股动脉枪击音（Traube
征）等。

（三）血压异常

95%以上的患者可伴有高血压，可能与主动脉弓压力感受器受累释放儿茶酚胺，或肾动脉阻塞引起肾缺血导致肾素-血管紧张素系统激活有关。在心脏压塞、血胸或冠状动脉供血受阻等引起心肌梗死时可出现低血压。

（四）破裂症状

主动脉夹层可破入心包腔、左侧胸膜腔，引起心脏压塞或胸腔积血；也可破入食管、气管或腹腔，出现休克、胸痛、呼吸困难、心悸、呕血、咯血等表现。出现心脏压塞时，听诊可闻及心包摩擦音和心音遥远，可出现双侧颈静脉怒张、中心静脉压升高、奇脉等体征；出现血胸时，患者肋间隙饱满，叩诊呈实音，听诊时呼吸音减弱，胸膜腔穿刺抽出血液等。

（五）其他表现

1.神经系统受累表现

当主动脉弓三大分支受累阻塞或肋间动脉-腰动脉阻塞时，可出现偏瘫或截瘫等定位体征，也可表现为意识模糊、昏迷而无定位体征，多为一过性。患者可因主动脉弓病变压迫左侧喉返神经而出现声音嘶哑，约40%的患者具有此种表现。

2.四肢受累表现

当肢体动脉供血受累时，可有肢体急性疼痛。当夹层累及腹主动脉或髂动脉时，可表现为急性下肢缺血，易误诊为下肢动脉急性阻塞。常有脉搏减弱甚至消失，肢体发凉、发绀等表现。

3.肾脏受累表现

当肾动脉供血受累时，可出现少尿、血尿，甚至引起肾功能损害。

4.肠受累表现

肠系膜上动脉受累可引起腹痛、腹胀、腹部压痛等肠梗阻症状。

5.腹腔干受累表现

黄疸和转氨酶水平升高是腹腔干受累使肝缺血的表现。

五、辅助检查

（一）实验室检查

对于胸痛且怀疑主动脉夹层的患者，入院后应完善血常规及血型、尿常规、肝肾功能、血气分析、血糖、传染病筛查、心肌酶、肌红蛋白、CRP、凝血5项（包括D-二聚体）等检查，有助于鉴别诊断及评估脏器功能及手术风险，减少术前准备的时间。当患者D-二聚体水平升高，特别是在短时间内快速升高时，拟诊为主动脉夹层的可能性增大，需与肺栓塞做鉴别诊断，D-二聚体水平不升高可作为急性主动脉夹层诊断的排除标准。

（二）影像学检查

1.超声心动图

（1）经胸超声心动图（TTE）。通过胸壁进行，具有无创且方便的优点，可快速识别主动脉夹层，观察升主动脉及主动脉弓的夹层形态、内膜片影、真假腔的血流情况，以及评估是否合并主动脉瓣关闭不全、心脏压塞等并发症。

（2）经食管超声心动图（TEE）。当TTE图像不清或需要更详细评估时使用，通过将超声探头置于食管内，避开胸壁和肺部干扰，提供更清晰的主动脉图像。TEE对主动脉夹层的敏感性和特异性较高，但操作相对复杂，可能引起患者不适，并需在麻醉或镇静条件下进行。

2.CTA

CTA是急性主动脉夹层的首选诊断方法，具有快速、准确、非侵入性等优点。通过静脉注射造影剂后进行螺旋CT检查，可以清晰显示主动脉夹层的真假腔结构、夹层起止点、累及范围、主动脉分支受累情况及是否存在内脏动脉供血障碍等并发症。CTA敏感性和特异性接近98%，是诊断主动脉夹层的金标准之一。

3. MRA

MRA利用磁场和射频脉冲获取主动脉的三维图像，无须使用放射性造影剂，特别适合对造影剂过敏或肾功能不全的患者。MRA能准确评估主动脉夹层的范围、真假腔关系及主动脉壁的情况，但扫描时间较长，不适合血流动力学不稳定或不能配合长时间检查的患者。

4.胸部X线检查

虽然胸部X线检查对主动脉夹层的特异性较低，但作为一种初步筛查工具，可以提示主动脉增宽、外形不规则、主动脉壁钙化等异常，对怀疑主动脉夹层的病例具有提示意义。80%以上的患者在胸部X线检查时可发现主动脉弓影增大、主动脉外形不规则或局限性膨出。

5.心电图

心电图有助于鉴别诊断，特别是在排除急性心肌梗死或识别心包积液引起的ST-T变化方面。主动脉夹层患者的心电图可能正常，也可能显示心肌缺血或心肌梗死样改变，尤其是当夹层累及冠状动脉开口时。心电图异常并不能单独确诊主动脉夹层，需结合其他临床信息和影像学检查。

6.DSA

DSA曾被认为是诊断主动脉夹层的金标准，但因其为有创检查且需要使用大量造影剂，现已逐渐被CTA和MRA所取代，仅在准备进行血管腔内修复术或其他介入治疗时作为术前定位或规划的手段。

六、治疗

（一）非手术治疗

主动脉夹层初步治疗的原则是有效镇痛、控制心率和血压，减轻主动脉剪切力，降低主动脉破裂的风险。

（1）镇痛。适当肌内注射或静脉应用阿片类药物（吗啡、哌替啶）。

（2）控制心率和血压。控制心率和血压可以减少对主动脉壁的压力，防止夹层继续扩展和主动脉破裂。主动脉壁剪切力受心室内压力变化率（dP/dt）和血压的影响。静脉应用β受体阻滞剂（如美托洛尔、艾司洛尔）是最基础的药物治疗方法，但应保证能维持最低的有效终末器官灌注。对于降压效果不佳者，可在β受体阻滞剂的基础上联用一种或多种降压药物。主动脉夹层患者降压药物的选择、用药方案及注意事项详见相关指南。药物治疗的目标为控制收缩压为100～120 mmHg、心率60～80次/分。需注意的是，若患者心率未得到良好控制，不要首选硝普钠降压，因硝普钠可引起反射性儿茶酚胺释放，使左心室收缩力和主动脉壁剪切力增加，加重主动脉夹层病情。进一步治疗方案应根据控制主动脉夹层的类型、并发症、疾病进展等因素综合考虑。另外，当未应用β受体阻滞剂时，不可单独进行血管扩张剂治疗，且溶栓药物、抗凝药物、抗血小板药物禁用于主动脉夹层患者。

（3）持续心电监护和支持治疗。

（二）手术治疗

（1）Stanford A型主动脉夹层一旦确诊，原则上应行急诊手术治疗，开胸，在体外循环支持下行病损段血管置换。

（2）急性Stanford B型主动脉夹层，应在药物控制血压、心率稳定后，限期行血管腔内修复术。如果在内科治疗下高血压难以控制，疼痛无法缓解，出现主动脉破裂征象或急性下肢、肾脏缺血等情况，应急诊行血管腔内修复术。

（3）累及主动脉弓的Stanford B型主动脉夹层在有条件时，可考虑在分支支架、开窗技术、平行支架等辅助技术下行血管腔内修复术。血管腔内修复术临床成功的标准为完全封闭破口，无明显内漏和严重并发症，假腔消失或假腔内血栓形成，较外科手术具有创伤小、成功率高、恢复快、并发症少等优点。

七、护理措施

（一）非手术治疗的护理

1.疼痛护理

疼痛部位和性质与主动脉夹层的进展密切相关，应密切观察并记录患者的临床表现、神志，以及疼痛的原因、部位、性质、程度及持续时间，正确进行疼痛评估，并做相应处理，达到用药标准时，遵医嘱用药。当患者出现剧烈疼痛时，需要根据疼痛的位置、疼痛时间判定血肿部位及剥离的情况。当患者处于剧烈胸痛状态时，血压及心率将会显著增加，需要立即镇静、镇痛并控制各项生命体征指标。药物干预期间，为了避免夹层血肿的进展，需要严格控制用药剂量。镇痛药物治疗完毕后，还需要观察患者的神志及呼吸情况，避免因呼吸抑制影响患者的生命安全。观察患者用药后是否出现不良反应，如躁动或疼痛，若患者有明显躁动，则需要采用地西泮等镇静剂进行治疗。

2.血压、心率护理

由于夹层血肿压迫可能会导致部分患者一侧的血压降低，因此需要对患者双侧上肢的血压进行测定。血压测量时间需要根据每位患者的临床表现进行灵活调整。

3.病情观察

患者如果出现持续性胸部撕裂样剧痛、呼吸困难、呕血、咯血等表现，应高度怀疑主动脉夹层破裂。密切观察患者病情，若发现上述表现，及时通知医生，必要时协助医生做好急诊手术准备。

4.生活护理

确保病房内安静整洁，每日开窗通风，减少环境因素对患者身体产生不利影响。保证患者睡眠充足，非必要情况下病房内需要保持安静，有助于维持血压稳定。指导患者预防感冒或肺部感染，避免频繁咳嗽导致胸腔、腹腔压力过大。指导患者进食高膳食纤维及低盐、低脂的食物，多食用新鲜水果、蔬菜。保持大便通畅,在排便期间不可用力屏气,以免增加腹内压,增加主动脉夹层破裂的风险。可以采用缓泻剂通便。

5.心理护理

过度焦虑、恐惧会使患者血压上升、心率加快,从而使夹层范围进一步扩大,引起或加重疼痛,导致夹层破裂。应指导患者放松心情,保持平和的心态,积极配合治疗。家属应做好支持和鼓励,减少不必要的探视。

6.活动指导

(1)主动脉夹层急性期患者应绝对卧床休息,鼓励患者床上自主活动,如踝泵运动、左右翻身。指导患者床上大小便。常规检查尽量安排在床旁进行,在外出检查时使用轮椅或平车护送。

(2)主动脉夹层亚急性期和慢性期患者可下床适当活动,注意避免剧烈活动,防止跌倒。

7.用药指导

患者长期处于高血压状态会增加主动脉的压力,导致动脉壁的实际应力增强,若主动脉壁受到突然变化的压力刺激,极易导致主动脉夹层破裂。因此,应指导患者按时服用降压药物,避免血压波动过大造成不良后果。同时向患者及家属讲解药物名称、用法用量、不良反应及用药注意事项。β受体阻滞剂是最常用的基础降压药物,当其降压效果不佳时,可在医生的指导下联用ACEI、血管紧张素Ⅱ受体拮抗剂及二氢吡啶类钙通道阻滞剂等降压药物。对于顽固性高血压患者,可静脉使用降压药物。嘱患者若出现头晕、头痛、耳鸣,前胸、后背或腹部疼痛,及时告知医护人员,不可擅自停药或更改用药剂量。

8.饮食指导

指导患者进食清淡、低脂、易消化的食物。多吃新鲜蔬菜、水果及富含膳食纤维的食物,避免刺激性食物。若主动脉夹层合并肠道缺血,需告知患者及家属继续进食可能会加重病情,甚至出现肠坏死,应遵医嘱禁食禁饮。

（二）术前护理

（1）术前需要对患者进行心电监护，密切观察心率、血压等各项生命体征指标，并给予低流量吸氧。

（2）水化治疗。告知水化治疗的原因及重要性，嘱患者术前、术后恢复饮食后多饮水，以不出现腹胀为宜。教会患者及家属准确记录24小时饮水量和尿量。

（3）皮肤准备。遵医嘱备皮，指导患者配合医护人员进行手术区域皮肤准备，预防感染。

（4）常规术前准备（同颈动脉体瘤）。

（三）术后护理

1.生命体征监测

密切观察患者意识及生命体征情况，术后心率、血压的控制是防止夹层继续撕裂的关键。予患者持续低流量吸氧、床边心电监护，密切观察患者的血压、心率、心律、意识的变化，询问患者有无胸背部疼痛。

2.疼痛护理

术后疼痛可能是因手术创伤影响或者出现新的小夹层病变，需详细记录疼痛的发生部位、发生时间及性质。出现异常状况需要告知医生进行监测，并采取镇痛药物对症处理。

3.呼吸道护理

造成术后肺部感染的因素很多，因为全麻气管插管后呼吸道分泌物增多，长期卧床易使分泌物坠积，疾病致疼痛拒绝咳痰、咳嗽无力等，极易引起肺内感染及肺不张，所以在护理中应特别注意呼吸功能训练，指导患者进行主动循环呼吸锻炼，如胸部扩张呼吸（做5次深呼吸，主动深吸气，被动放松呼气。双手放在胸廓上，吸气时感觉胸部扩张，用鼻吸气后稍屏气，然后用嘴慢呼气）。同时行咳嗽训练（先行4～5次深呼吸，深吸气后屏气2秒，然后张口，迅速打开声门，用力收腹将气体排出，同时引起咳嗽）。协助患者翻身，每1～2小时1次。按医嘱使用化痰药物。

4.血压控制

为了防止夹层继续撕裂、脑血管意外的发生，保持血压的平稳尤为重要。对术前有高血压的患者，术后继续使用降压药物控制血压．将血压控制在（100～120）/（60～70）mmHg，当口服降压药物效果不理想时，可遵医嘱微量泵入硝普钠或使用其他药物。

5.体位与活动

术后需要将患者体位调整为平卧位，行动脉穿刺者术后平卧至少12小时，手术侧肢体制动并伸直12～24小时，并引导患者在床上进行运动，如踝泵运动。同时进行下肢气压泵治疗，每天2次，每次30分钟，并鼓励患者主动进行关节训练，活动手指及手腕、握拳、屈肘、活动肩关节，每天2次，每次30分钟。术后第2～3天，若患者身体未出现任何异常状况、生命体征平稳，可以下床活动，但需要避免扭动肢体。

6.患肢护理

要对患者的患肢温度、皮肤颜色及感知情况进行评估，避免出现血栓。仔细观察末梢血液循环情况，定期协助患者翻身，并对局部皮肤进行按摩。同时需要控制弹力绷带的加压效果，避免因包扎过紧导致下肢缺血。

7.术后穿刺伤口护理

术后用弹力绷带对患肢进行加压包扎，但如果压力太大，则会造成患肢远端缺血。如果加压太松，可能会导致穿刺部位渗血、出血，从而起不到止血作用。术后需要注意动脉穿刺处，观察是否存在渗血或血肿。

8.感染预防

少数患者术后可能会出现发热及寒战等感染症状，需要对患者的体温进行监测，每4个小时测量1次体温，并给予物理降温。加强对患者口腔及会阴部等关键部位的卫生护理，避免出现交叉感染。

9.饮食护理

患者术后6小时无不适感则可正常进食。为了避免患者出现呛咳，可以先采用半流质食物，再慢慢过渡到正常食物。可适当食用富含膳食纤维的食物，促进胃肠道蠕动，禁止食用牛奶、豆浆等产气食物，避免腹胀与便秘。

10. 排泄护理

告知患者勿用力解大便，避免引起血压及腹内压急剧升高，从而引起主动脉夹层进一步撕裂甚至破裂，如发现术后排便困难需及时告知医护人员。

11.术后并发症的观察及护理

（1）发热，可能与手术创伤、移植物置入及瘤腔内血栓形成等原因有关。根据发热程度不同采取不同的护理措施。体温＜38.5℃者给予物理降温，多饮水，经常更换衣裤，保持床单清洁舒适；体温≥38.5℃者，血常规结果异常需立即通知医生，遵医嘱给予药物降温。术后发热时间长者影响食欲，注意给予清淡、营养丰富、易消化的食物，保证每日能量供给。

（2）内漏，是血管腔内介入治疗最常见的并发症，是指血液从各种不同途径继续流入假腔。术中内漏需立即处理，术后密切观察患者有无内漏发生，观察有无疼痛和血压升高，支架置入2周后复查CT了解是否有内漏产生。目前，对于内漏量多少的判断尚无量化的指标，近端足够的锚定区是避免内漏的关键。若患者术后出现胸背部持续性疼痛，应高度警惕内漏的发生。

（3）截瘫，表现为术后下肢活动障碍，伴或不伴大小便失禁。患者麻醉清醒后，嘱患者术肢伸直12～24小时，鞘管拔出后加压包扎24小时，密切观察术肢末梢血液循环及足背动脉搏动情况，包括皮温、皮肤颜色、感觉运动情况，并与术前比较。当然，其他肢体的观察（包括各肢体的活动、感觉、肌力）也不容忽视，一旦发现异常，应及时报告医生。

（4）肾功能不全，术中造影剂的使用对肾功能有一定损害，移植物的置入可能影响肾动脉血运，进而导致肾动脉缺血。术后注意观察患者尿量，及时发现肾功能不全。要做好肾功能的保护，术后留置尿管24小时，术后早期适当补液，促进尿液排出，减少造影剂及肌红蛋白对肾脏的损伤。嘱患者术后恢复饮食后多饮水，以利造影剂排出。注意出入量是否均衡，由循环容量不足引起的少尿、无尿现象，可在充分补充容量的同时，遵医嘱予以利尿治疗。每小时记录尿量，当尿量持续减少、尿液颜色逐渐加深时，应警惕急性肾功能衰竭，立即报告医生，必要时予床边连续肾脏替代疗法。

（5）脑梗死，是血管腔内修复术后最严重的并发症。胸主动脉支架置入术中，当支架释放时，有可能会封堵左颈总动脉及左锁骨下动脉。此时可引起脑缺血、缺氧及左上肢无力，因此要加强患者术后意识的观察。

（6）出血。由于右侧股动脉通常是经外科缝合止血，左肱动脉穿刺口则是加压包扎止血，加上术后血压的波动或需采用抗凝、祛聚治疗，术后很容易引起出血和假性动脉瘤形成，所以应了解术中出血情况，观察患者是否有贫血貌，皮肤、黏膜、牙龈有无出血点，左肱动脉穿刺口及股动脉切开缝合处的渗血情况，有无血肿与瘀斑情况等，尤其是有无活动性出血，一旦发生异常立即通知医生。

（7）下肢动脉栓塞。主动脉夹层常合并动脉粥样硬化及附壁血栓。手术操作可能会导致肢体动脉栓塞，因此术后每2小时观察1次患者双侧足背动脉搏动情况，双下肢皮温、感觉、色泽并记录。应在术前了解患者的足背动脉搏动情况，以便术后对比观察。

（8）肠坏死。降主动脉内膜撕裂口放置支架封堵后会导致腹腔干缺血而并发肠坏死。腹痛、腹膜炎、便血等均是肠坏死的临床表现，因此，术后应注意观察患者腹部体征，观察有无腹胀、腹痛，经常听诊肠鸣音，若肠鸣音明显减弱及时通知医生。对所有患者术后常规观察大便情况及腹部体征。

八、出院指导

（一）用药、饮食指导

同本节"非手术治疗的护理"。

（二）休息与活动

嘱患者保持良好心态，避免情绪激动，劳逸结合，术后3周内避免剧烈活动和重体力劳动，以利于血管内外膜的生长。患者在术后6周左右需要避免一些活动，包括拖地、耕地、提举过重的水桶或货物、拎过重的购物袋等。如果对活动限制存在疑问，包括出院后是否可以开车，以及自己适合去做其他哪些活动，可咨询医生。

（三）病情观察

（1）嘱患者若出现胸、腹、腰、后背疼痛应及时就诊。

（2）教会患者自测心率、脉搏、血压。高血压是术后死亡的主要危险因素，推荐的药物控制目标为收缩压100～120 mmHg、心率60～80次/分。如果药物控制不良，及时到医院就诊，不可擅自停药或更改剂量。

（3）继续监测体温变化，如果长期发热，及时至医院就诊。

（四）伤口护理

保持伤口清洁和透气，直至愈合。可进行淋浴，避免泡澡和"蒸桑拿"，不要在伤口处涂抹乳膏和乳液。在活动中避免牵拉伤口，以防出血。如果伤口出现红肿热痛等表现，及时就诊。

（五）随访管理

无论是采取药物保守治疗还是血管腔内修复术或其他外科手术治疗方法，均需要长期乃至终身进行规律随访。术后3个月、6个月、12个月，以及之后每年进行影像学随访，特殊患者的随访频率应个体化。对于病情稳定且假腔无明显扩张的患者，可按每2～3年的频率进行影像学随访。另外，对于不能常规进行CTA检查的患者，可行MRA检查。若出现胸痛、腹痛、腰痛，及时就诊。

（唐静楠　王婷婷　李东馨雨）

第九节　周围动脉瘤

周围动脉瘤通常指主动脉以外的动脉区域发生的局限性异常扩张，可发生于四肢动脉、颈动脉及锁骨下动脉等处，以股动脉和腘动脉瘤最为常见，约占周围动脉瘤的90%，本节主要讲述这两种。

一、股动脉瘤

股动脉瘤的发生在国内占周围动脉瘤的首位，多见于股总动脉，分为真性动脉瘤和假性动脉瘤。

真性股动脉瘤：瘤体形状呈梭形，绝大多数由动脉粥样硬化引起，以男性多见，年龄在50岁以上，常伴有高血压和其他部位动脉硬化性疾病。该动脉瘤非孤立性存在，在95%的患者体内伴有第二个动脉瘤，伴有主髂动脉瘤者占92%，伴有对侧股动脉瘤者占59%。

假性股动脉瘤：瘤体呈球形。在我国，约2/3假性股动脉瘤由损伤引起。

（一）病因

1.创伤

股部创伤如刀刺伤或枪弹伤可造成血管壁破裂或完全离断，先在周围软组织中形成局限性、搏动性血肿，以后逐渐被增生的纤维组织包围，血块液化吸收后形成假性股动脉瘤；股部钝挫伤、挤压伤等间接创伤可使动脉管壁局部薄弱，在压力作用下逐渐扩张形成动脉瘤。创伤性股动脉瘤患者年龄较轻，在20～40岁，该类股动脉瘤均为假性股动脉瘤。

2.动脉粥样硬化

动脉粥样硬化是西方国家最为常见的股动脉瘤病因，我国动脉粥样硬化所占的比重也越来越大。患者年龄多在50岁以上，常伴有高血压、冠心病或多发性动脉瘤。动脉粥样硬化的动脉内膜增厚、滋养血管发生管壁营养障碍、弹力纤维层断裂钙化等使部分动脉壁发生退行性变，导致薄弱而膨出形成动脉瘤，这种情况下多为真性股动脉瘤。

3.感染

败血症、呼吸道感染、细菌性心内膜炎或血管周围局部化脓性感染、医源性感染等使滋养血管或血管壁产生小脓肿，造成动脉中膜薄弱而成瘤。感染性股动脉瘤容易破裂。近年来，创伤逐渐成为形成感染性股动脉瘤的主要原因。

4.医源性损伤

随着血管腔内诊治的开展，经股总动脉置入导管做各种动脉成形和血管支架病例数增加，有的还通过股动脉插管做心脏瓣膜成形术、动脉斑块切除术及主动脉球气囊反搏术等，对股动脉的损伤不轻，使医源性损伤率近年来不断上升。特别是大口径的鞘管使用、术后压迫不当、术后过早活动、抗凝药物的规范应用，使得这种由穿刺插管诱发股动脉假性动脉瘤的概率明显增加，约为腔内治疗病例的1%，已成为股动脉瘤发生的首要原因。医源性股动脉瘤另一个原因是旁路移植并发的吻合口动脉瘤。临床上最常做的主–股和股–腘动脉旁路移植术，都需利用股动脉做流出道和流入道，一旦吻合口渗漏，即可在局部形成假性动脉瘤，这两种旁路手术引起股动脉吻合口动脉瘤的概率为1.5%～3%。比较而言，主–股动脉旁路移植术较股–腘动脉旁路移植术更易引起吻合口动脉瘤。

5.其他

如动脉中膜退行性变、先天性动脉中层缺陷（如马方综合征等）、自身免疫性疾病亦可引起股动脉瘤，但较为少见。

不容忽视的是，吸毒者注射毒品引起的股动脉假性动脉瘤在一些吸毒高发区并不罕见。

（二）临床表现

股动脉瘤在早期可能并不会出现明显症状，随着病情的进展，其临床表现会因个体差异和病变程度而有所不同，主要表现为以下几点。

（1）搏动性肿物。腹股沟进行性增大的搏动性肿物为本病最常见症状。股动脉瘤位置表浅，常可在局部触及搏动性肿块，有时可听到收缩期杂音。

（2）疼痛。疼痛程度因病变程度而异，一般无痛或有轻度胀痛、跳痛，感染性股动脉瘤可有持续性疼痛。

（3）压迫症状。瘤体压迫股神经可有麻木、放射性疼痛；压迫股静脉可有下肢浅静脉曲张，当踝关节肿胀严重时会有关节活动受限。

（4）肢体缺血。当瘤腔内大量血栓形成阻塞血管或血栓脱落栓塞远端动脉时，可产生远端肢体缺血表现，如皮温降低、皮肤苍白、足背及胫后动脉搏动减弱或消失，趾端出现溃疡及坏死。

（5）全身感染。感染性股动脉瘤患者会有全身感染表现，如体温升高、心率增快、乏力、寒战、恶心和呕吐，当出现严重感染时细菌进入血液循环，引起毒血症，可出现意识模糊、休克等严重感染症状。

（三）影像学检查

（1）超声，是一种无创的检查方法，可以确定股动脉瘤的位置、大小和形态。超声对于初步筛查和诊断股动脉瘤具有较高的准确性。

（2）CTA，可以清晰地显示血管内部的情况，包括股动脉瘤的位置、大小、形态及与周围血管的关系。

（3）MRA，可以提供详细的血管图像，帮助医生评估股动脉瘤的情况。

（4）DSA，可以清晰地显示血管结构，有助于诊断和评估股动脉瘤。

（5）彩色多普勒超声，可以评估血流速度和血管壁的情况，对于了解股动脉瘤的血流情况和血管狭窄程度有一定的帮助。

（四）治疗原则

股动脉瘤的最佳治疗措施为手术治疗，股动脉瘤患者一旦确诊应尽快进行处理，防止出现更严重的并发症。

1.非手术治疗

对于动脉血管壁扩张未超过正常直径2倍的患者，以非手术治疗为主，减少患处的碰撞和意外伤害，使用降压药物控制血压。

2.手术治疗

1）开放手术

当股动脉瘤直径达2.5 cm时应积极行开放手术治疗。治疗原则是切除动脉瘤，恢复动脉的正常连续性。主要手术方式为动脉瘤切除，同时采用大隐静脉补片、大隐静脉或人工血管重建下肢血运。

出现下列情况者尤应尽快行开放手术治疗：①瘤体增大迅速，有破裂倾向者。②动脉瘤造成远端血管闭塞，影响远端肢体血运者。③瘤体压迫周围组织，如伴行静脉及神经，引起症状者。④瘤体发生感染引起疼痛者。

禁忌人群：①多发性动脉瘤，并有广泛严重的周身动脉粥样硬化者。②全身情况不良，有严重的心、肾及脑部疾病，而其预后比动脉瘤更为恶劣者。

2）血管腔内治疗

股动脉瘤的血管腔内治疗一般分为如下类型。

（1）超声引导下加压包扎（UGCR）。股动脉穿刺造成的假性动脉瘤，如果破口较小，可在超声引导下，体外压迫10～20分钟，绝大多数破口都会闭合，如果超声探查假性动脉瘤仍然未闭合，可重复2～3次。术后患者卧床6小时，术后24～48小时超声随访，确定动脉瘤完全闭合。该方法具有简便、并发症少、费用低廉等特点，适合破口较小的假性股动脉瘤。皮肤有缺血改变、感染、穿刺点、较大血肿者是UGCR禁忌证。

（2）超声引导下瘤腔注射凝血酶（UGTI）。假性股动脉瘤，如果破口及瘤腔较大，可先使用阻断球囊，在股动脉腔内阻断破口，然后在体外超声引导下穿刺瘤腔，并向瘤腔内注射凝血酶，破口能得到很好的闭合。该方法是治疗假性股动脉瘤的有效治疗手段，成功率在90%以上。值得注意的是，临床上禁止将凝血酶直接注射入血管内，凝血酶外溢可造成相应血管血栓形成及闭塞，鉴于此，有学者建议在超声引导下将凝血酶确切注射于瘤腔内，可通过降低凝血酶浓度（200 U/mL）来降低该并发症的发生率。

（3）股动脉瘤腔内覆膜支架隔绝术，是腔内治疗的一种方法，多局限应用于急症，特别是股动脉瘤破裂。当置入支架跨过腹股沟韧带时，患者术后髋关节运动可能会导致支架断裂、受压变形，造成股动脉闭塞。

（五）护理措施

下文主要介绍股动脉瘤切除术+血管重建的护理措施。

1.术前护理

1）术前评估

（1）一般评估，包括年龄、性别、婚姻、职业、体重指数、饮食情况、睡眠情况、大小便情况、有无药物过敏史、有无高血压病史、有无糖尿病病史、有无吸烟史及长期大量饮酒史、有无外伤史、有无手术史、有无感染史、有无吸毒史。

（2）全面评估患者病情及生命体征，包括体温、脉搏、呼吸、血压、疼痛等。对于疼痛剧烈者，应予以警惕，识别引起疼痛的原因、性质及程度，警惕动脉瘤破裂情况的发生。体格检查时注意评估腹股沟区有无搏动性肿物，与心脏搏动一致；评估有无因动脉瘤体较大压迫邻近组织，造成疼痛等不适症状；评估有无瘤腔内血栓脱落至肢体远端引起的肢体的急性缺血症状。

（3）各类风险评估，包括日常生活自理能力评估、血栓风险评估、疼痛评估、跌倒/坠床风险评估、压力性损伤风险评估、营养风险评估等。老年患者应评估其心肺功能。

（4）辅助检查。术前常规行实验室检查、彩色多普勒超声及CTA，实验室检查包括血常规、血生化、凝血功能、CRP、心肌标志物、输血前全套、血型等。完善心电图、胸部CT、心肺功能相关检查。

（5）其他。对于感染性股动脉瘤患者，术前需合理应用抗生素控制感染，非感染性股动脉瘤术前可常规使用抗生素1~2天。

2）心理护理

与患者和家属建立良好的沟通，做好患者的解释安慰工作，稳定患者的情绪，减轻其焦虑。医护一体，信息同步，根据患者及家属的文化水平、接受程度选择合适的健康宣教方式，向患者提供清晰、准确的信息，包括手术过程、风险、术后恢复、护理注意事项等。通过充分的信息沟通，可以减少患者因知识来源受限引起的不安和焦虑。倾听患者的表达，并及时予以反馈，建立患者及家属对医护人员的信任。

3）术前准备

（1）皮肤准备。体毛较多的患者行术前备皮，备皮区域为会阴区。

（2）指导患者训练呼吸功能及有效咳嗽、排痰的方法，练习床上大小便。根据患者的年龄、认知能力和疼痛类型选择合适的评估工具，教会患者使用数字分级评分法，方便术后能准确进行疼痛评估。

（3）一般情况下，采用全麻，需按麻醉医生要求，嘱患者禁食禁饮8小时。高血压患者可于术晨饮一小口水以方便服用降压药物。

（4）嘱患者入手术室前，取下身上所有金属、活动性义齿等一切可取的物件，更换病员服，完成洗漱后修剪指甲，梳理头发，完善自身，以待手术。

（5）提前测量患者血压情况，使血压控制在正常水平。检查患者腕带、手术标记、病历、检查报告等是否完善，与手术室接诊人员做好交接工作。

（6）给予患者心理支持，增强患者手术信心，使其保持情绪稳定。

（7）备齐患者术后所需的心电监护仪及吸氧装置。更换床单位，备好麻醉床。

2.术后护理

1）一般护理

患者返回病房转移至病床时动作轻柔缓慢，使其平卧于床，术侧肢体制动。术后遵医嘱予以心电监护、低流量吸氧，连续、严密、动态观察病情变化。观察腹股沟周围有无肿胀、异常搏动；观察下肢循环情况及末梢动脉搏动情况。

2）心理护理

在接收到患者返回病房的通知后，应提前做好接待患者的工作。在患者返回病房后，应及时与手术室工作人员进行交接，并将患者妥善安置在病床上。告知患者及家属目前术后状况平稳，缓解患者及家属的焦虑。关注患者的感受，鼓励患者说出自身感受。如患者出现不适症状，可通知医生于床旁查看患者，并遵医嘱进行对症处理，从而减轻恐慌、担忧心理。

3）疼痛护理

重视患者的疼痛感受。当患者发生疼痛时，应立即到床旁进行查看，评估疼痛的部位、性质及程度。轻度疼痛时可指导患者使用转移注意力的方式如聊天、听轻音乐等缓解疼痛。中度以上的疼痛需告知医生，经医生评估后遵医嘱对症处理，并评估处理后的效果及有无不良反应的发生。

4）活动与锻炼

教会患者床上翻身的方法，采用轴线翻身法，即术侧肢体制动，正确使用翻身枕。术侧肢体保持伸直12～24小时，应用弹力绷带进行加压包扎，同时注意观察术侧肢体肢端循环情况。指导患者行踝泵运动，预防术后血栓形成。当患者活动较少时，可指导家属按摩患者双下肢，促进血液循环。

5）饮食指导

术后6小时患者即可少量进食清淡、易消化饮食。宜选择低脂、富含蛋白质、热量、维生素、易消化的食物。在禁食禁饮期间若患者自觉口唇干燥，可用筷子或汤匙蘸湿嘴唇，6小时后可鼓励患者多饮水，保持大便通畅。

6）用药指导

遵医嘱正确使用药物，用药时注意"三查八对"，确保患者使用正确的药物。在使用抗凝药物及预防血栓形成药物期间，应注意患者有无出血，如有牙龈出血、皮下淤血、伤口出血等，立即告知医生，遵医嘱进行处理。

7）伤口护理

密切观察伤口是否有渗血情况，如有渗血及时通知医生处理，定时更换伤口敷料，换药操作过程中严格执行无菌操作原则，观察伤口愈合情况。

8）并发症的观察及护理

（1）出血。密切观察患者伤口部位出血情况，如果出现伤口疼痛、周围皮肤颜色变化、敷料外观渗血渗液等情况应及时通知医生进行处理。对伤口进行换药时应注意无菌观念，在行伤口加压包扎时应注意肢体末梢循环情况。

（2）感染。密切观察患者的生命体征，尤其是体温、心率的变化情况。体温低于38.5℃可使用冰袋或温水擦浴等物理降温方法，直至体温降至正常。体温高于38.5℃可使用物理降温联合药物降温的方法；高于39℃则需及时复查血常规，同时进行血培养，根据检查结果合理选择抗生素控制感染。在伤口换药过程中发现伤口出现红肿热痛，应加强伤口管理。

（3）血栓形成。术中血管损伤、炎症，血流动力学改变，术后长期卧床或活动减少，均可导致患者术后出现血栓。如出现血栓形成，应正确对患者进行血栓评估，对中高风险人群应警惕血栓形成，观察有无胸闷、气紧、肢体肿胀、疼痛、发热、行走困难等不适，如有，应及时通知医生，可行血管超声、CTA等鉴别。鼓励患者早期活动，促进血液循环，或加强腿部运动，如踝泵运动、膝关节屈伸运动，可穿戴弹力袜促进血液回流，必要时使用气压泵以防止血栓形成。指导患者合理饮食，保持充分的水分摄入，降低血液黏度。遵医嘱正确使用抗凝药物，定期检查凝血功能以调整药物剂量，避免出血情况的发生。

（六）出院指导

1.饮食指导

饮食宜清淡、易消化，富含蛋白质、膳食纤维，避免刺激性食物和油腻食物。指导患者多饮水，预防血栓形成。

2.活动指导

术后应适当休息，避免剧烈运动。在活动时宜循序渐进，避免重体力、剧烈运动，避免做增加腹内压的行为，如用力排便、剧烈咳嗽。

3.用药指导

遵医嘱正确服用药物，服用抗凝药物时应注意观察有无出血，如是否有牙龈出血、黑便等，并及时予以复查。

4.定期复查

患者出院前应学会正确识别腹部体征，以便返家后能进行自查。根据医生的建议，定期进行复查。

（何娟　夏波）

二、腘动脉瘤

腘动脉瘤是指腘动脉永久性扩张，直径超过2 cm或超过其近侧正常动脉直径的150%。多好发于男性。腘动脉瘤通常伴有其他部位的动脉瘤。腘动脉瘤导致的急性下肢缺血、血栓形成、远处动脉栓塞等可导致截肢，甚至威胁生命。

腘动脉压迫综合征和蓝指/趾综合征为腘动脉瘤的相关临床表现，在临床上较为特殊。

（一）病因

（1）动脉硬化。内膜溃疡、管壁局部营养障碍、变性、脆弱而形成动脉瘤。

（2）创伤。创伤性腘动脉瘤多为假性动脉瘤，可因膝关节附近骨折或弹片等贯穿伤引起，或膝关节受外力作用造成腘动脉钝性损伤。此外，医源性创伤亦逐渐增多，如有应用关节镜进行半月板切除术造成腘动脉瘤的报道，创伤造成腘动脉管壁损伤、薄弱而形成动脉瘤。创伤性腘动脉瘤患者多为年轻患者。

（3）运动。膝关节的不断屈伸运动，易使血管扩张而形成动脉瘤。腘动脉穿行于内收肌管及膝后部腘窝韧带间，可以造成腘动脉局部外压性狭窄，其狭窄部的远端可形成动脉瘤。

（4）感染。感染包括内源性感染（如败血症或感染灶的直接波及）和外源性感染，可造成动脉壁的薄弱和坏死，最终形成动脉瘤。

（5）腘动脉压迫综合征。多发生于青年人，由腘窝的异常肌肉、纤维束带等压迫腘动脉而引起，因腘动脉反复慢性损伤，可造成腘动脉退行性变，并在压迫部位引起动脉粥样硬化的发展和动脉狭窄、血栓形成或内膜增生，而使近端腘动脉压力增高，导致狭窄后动脉扩张成瘤。

（6）其他原因。其他如动脉中膜退行性变、结节性动脉炎、贝赫切特综合征等均可引起腘动脉瘤，但较少见。

（二）临床表现

（1）腘窝部肿块。近半数患者能察觉肿块并提供主诉，不能主诉有肿块存在的患者多为肥胖者、关节强硬者和老年人。肿块可呈搏动性，也可因瘤内充满血栓而无搏动。

（2）足部及小腿缺血。足部及小腿缺血是腘动脉瘤最常见的症状，可出现间歇性跛行、静息痛、溃疡形成及坏疽。有相当一部分患者以下肢缺血症状作为首发症状就诊并确诊为腘动脉瘤。肢体缺血的原因是瘤体内有血栓形成。附壁血栓不断增厚，可使瘤体完全阻塞；腘动脉的远侧分支内还可有继发性血栓形成；膝关节活动使附壁血栓脱落，引起动脉远端反复发作的栓塞。

（3）压迫邻近组织。腘动脉原与腘静脉及胫神经紧密相邻，当动脉瘤增大后，首先压迫腘静脉，引起回流障碍，可出现小腿水肿，甚至在静脉内产生血栓。瘤体进一步增大后，可压迫胫神经，引起疼痛和运动功能障碍。

（4）破裂出血，很少见。

（三）辅助检查

（1）膝关节X线检查，可见膝关节周围软组织影或钙化。

（2）B超，可了解附壁血栓和瘤腔内及远近端血流情况。

（3）动脉造影，可了解腘动脉瘤的直径、血流情况，特别是下肢动脉整体的情况，但不一定能完全反映动脉瘤的全貌。

（4）CTA，可明确动脉瘤的大小、附壁血栓、下肢动脉血管情况及与周围组织的关系，同时还可明确是否合并对侧或其他部位的动脉瘤。

（四）治疗

1.手术指征

（1）对于有症状的腘动脉瘤应积极手术治疗。

（2）对于直径大于2 cm的无症状腘动脉瘤，无手术禁忌证，也应手术治疗。

（3）对于直径小于2 cm的腘动脉瘤，可定期随访观察。

2.治疗方法

（1）开放手术。腘动脉瘤的治疗应首选开放手术。外科重建腘动脉仍是目前腘动脉瘤治疗的首选，手术方式分为动脉瘤切除+间质移植或动脉瘤旷置+旁路移植。具体手术方案须综合考虑动脉瘤解剖形态、流出道情况、患者全身状况、外科医生经验等，选择个体化的治疗策略从而使患者获得更满意的治疗效果。

（2）血管腔内修复术。腘动脉瘤处于膝关节位置，关节伸屈动作易使覆膜支架频受劳损，而较在身体其他部位更易发生移位、纽结、内漏、破裂和形成血栓。因此，腘动脉瘤的腔内治疗并发症最多，疗效最差，在采用时应慎重考虑，尤其不该将覆膜支架用于年轻的腘动脉瘤患者。血管腔内修复仅用于对麻醉和手术风险过高的老年患者，且动脉瘤近远端都应有一段正常的动脉，无钙化和扭曲，动脉瘤本身无过多的血栓存留。

（3）溶栓。腘动脉瘤常伴有瘤体内血栓形成及血栓脱落引起远侧动脉栓塞。对于这类患者，术前必须进行溶栓治疗。溶栓治疗通过股动脉插管进行，并通过血管造影术观察溶栓是否已成功。从溶栓治疗到搭桥手术的间隔为8～27小时，平均16小时。有文献指出，术前成功溶栓保肢率为100%，单纯手术保肢率仅为57%。

（五）护理措施

主要叙述开放手术的护理措施。

1.术前护理

1）术前评估

（1）一般评估，包括年龄、性别、婚姻、职业、体重指数、饮食情况、睡眠情况、大小便情况；有无药物过敏史；既往有无高血压、糖尿病病史；有无外伤史，有无手术史，有无感染史；评估患者生活史，如吸烟史、饮酒史、活动史。

（2）全面评估患者病情及生命体征。评估患者腘窝附近的搏动情况。评估有无足部及小腿缺血，有无间歇性跛行、静息痛、溃疡等。评估患者的活动情况及皮温、皮肤色泽，患肢有无肿胀。若患者出现剧烈疼痛，应警惕动脉瘤破裂情况的发生。

（3）各类风险评估，包括日常生活自理能力评估、血栓风险评估、疼痛评估、跌倒/坠床风险评估、压力性损伤风险评估、营养风险评估等。

（4）辅助检查。术前常规行实验室检查、彩色多普勒超声，下肢血管CTA。实验室检查包括血常规、血生化、凝血功能、心肌标志物、输血前全套等。完善心电图、胸部CT及其他心肺功能检查，排除手术禁忌证。

（5）其他。腘动脉瘤并发感染者应注意感染部位的情况，术前、术后遵医嘱进行抗感染治疗。

2）心理护理

面对突如其来的病情变化，很多患者及家属都会表现出焦虑、烦躁的情绪，可能会产生强烈的心理反应。因此，应主动与患者及家属进行沟通交流，及时了解患者及家属的心理情况，以患者及家属能理解的方式告知患者手术的必要性及注意事项，并对患者的疑问耐心回答。在护理操作过程中，动作轻柔，技术娴熟，使患者有安全感并对护理人员产生信任，积极配合治疗。

3）一般护理

患者入院时，应及时向患者进行活动指导，嘱其不宜剧烈活动、过度屈曲膝关节避免瘤体破裂。严密监测血压，应指导高血压患者遵医嘱口服降压药物，使血压保持在稳定水平。加强瘤体的观察及护理，如有包块或瘀斑增大明显或局部疼痛加重应警惕动脉瘤破裂，及时通知医生。观察并记录皮温、皮肤颜色、皮肤感觉、足背动脉搏动及各关节活动，与健侧进行对比。应告知患者和家属如出现皮肤变凉、苍白、肢体麻木、疼痛或活动障碍时及时告知医护人员。加强对足部护理，嘱患者用温水洗脚，禁用热水袋热敷，以免加重患肢耗氧量及防止烫伤。保持足部干燥、清洁、卫生，穿柔软透气鞋袜，注意保暖。

4）术前准备

（1）术前毛发旺盛的患者行术区皮肤准备。

（2）嘱患者入手术室前更换手术衣，取下身上所有金属、活动性义齿等一切可取的物件。

（3）开放手术在全麻下进行，因此，嘱患者患者术前需禁食禁饮8小时。高血压患者术晨6时可口服降压药物，并监测血压情况。血压异常者应及时通知医生进行处理，避免贻误患者手术。

（4）交接时，与手术室工作人员一起核对患者的信息，检查患者、腕带、手术标记、病历、检查报告等是否齐全。

（5）给予患者心理支持，增强患者手术信心，保持情绪稳定。

（6）根据医嘱，备齐患者术后所需物品，如心电监护仪及吸氧装置。

2.术后护理

1）一般护理

术后患者应取仰卧位，膝关节稍屈曲、制动，必要时可以使用低软枕予以支撑固定。膝关节屈曲时不可超过60°，以免移植血管折叠，阻断血流。根据医嘱，予以心电监护及吸氧，密切监测生命体征，如果出现意识、呼吸、脉搏异常和肢体活动障碍应及时通知医生。全面评估患者的病情及精神状态，重点评估手术部位的情况。

2）心理护理

患者返回病房后，病房护理人员应及时与手术室工作人员做好交接工作。病房护理人员使用通俗易懂的语言向患者及家属详细讲解术后注意事项及常见并发症，取得患者及家属的理解和配合。加强巡视，主动关心患者，密切观察患者的行为和情绪变化，及时发现并处理可能存在的心理问题。

3）疼痛护理

疼痛是一种不愉快的体验，患者术后常因为疼痛产生焦虑、恐惧、失眠等负面行为。因此，应加强手术患者疼痛管理。在疼痛评估前，应教会患者正确理解数字分级评分法，使其能正确识别自身疼痛情况并进行分级，以便护理人员能正确了解患者的疼痛情况，对症进行处理。当患者发生疼痛时，应立即到床旁查看患者，给予患者心理支持。根据患者疼痛的程度、性质，遵医嘱正确处理。

4）活动与锻炼

术后1～3天必须严格绝对卧床，指导患者在床上进行足背伸屈运动及踝关节运动，以促进下肢静脉血液回流，防止DVT的发生。指导患者在变换体位时应轴线翻身，防止膝关节过度屈曲导致伤口出血。术后3～7天患者可在床上进行下肢膝关节活动，但膝关节活动的范围不宜过大，屈曲不超过60°，排便需要完全在床上进行。术后7天可协助患者床边坐起，并适当下床活动，可以下床排便，如厕时使用坐便器，避免深蹲，以防止移植血管扭曲撕裂。

5）饮食指导

嘱患者术后6小时可进食高蛋白、高热量、低胆固醇、易消化饮食。多食蔬菜和水果。糖尿病患者应遵循糖尿病饮食要求，注意控制血糖。指导患者多饮水，保持大便通畅。

6）用药护理

在腘动脉瘤开放手术后给予患者抗血小板药物、扩血管药物、解痉药物、抗感染药物治疗。用药时注意观察用药效果，注意有无并发症的发生。

7）伤口护理

伤口护理主要是早期适当加压，后期预防感染。早期由于创伤较大及使用抗凝药物使伤口局部易形成血肿，所以应适当加压，避免过早拆除绷带，但又不宜过紧，过紧可能压迫移植血管，导致肢体远端缺血或者静脉血液回流受阻，肢体肿胀甚至DVT的发生。后期应预防感染，局部感染使吻合口漏和血栓形成的概率增加，人工血管感染需要将感染血管取出。患者术后应保持伤口敷料清洁干燥、无污染。严密观察引流管引流物及敷料渗液的情况。在操作时严格无菌操作。

8）引流管护理

在术后伤口处放置皮下引流管，管道应避免折叠、滑脱及反流等情况，并定时挤压保持管道通畅，注意引流液的性质、颜色、量。如在短时间内流出大量鲜红色血性液体应立即通知医生紧急处理。

9）并发症的观察及护理

（1）下肢缺血。动脉重建术后容易形成血栓，这是局部动脉口径较小、血流缓慢、术后卧床时间长、活动时间少或者伤口严重感染所致。因此要严密观察肢体末梢循环，指导患者进行肢体功能锻炼。术后密切观察患肢的血液循环情况，若患肢出现剧烈疼痛、麻木、苍白、皮温降低、动脉搏动减弱或消失要及时报告医生处理。如出现缺血症状，酌情使用解痉、镇痛、抗凝、溶栓药物或者再次手术治疗。

（2）骨筋膜室综合征。此并发症较易发生于术前即有缺血表现的患者。在术后下肢血运改善后，肢体缺血再灌注损伤或因为伤口出血渗液至深筋膜间隙，造成小腿高度肿胀、疼痛明显，小腿肌肉有压痛。若出现骨筋膜室综合征，医生可行小腿切开减压、人工皮移植、负压吸引器持续吸引。在治疗后要注意观察有无感染及肌肉坏死。

（3）肾功能不全。下肢肌肉坏死的患者可能出现大量有毒代谢产物随血管重新进入血液循环，造成肾功能损害。因此，术后应严密监测患者的尿量、尿色，如有尿量、尿色的变化应及早通知医生，以免贻误病情引起急性肾功能衰竭。怀疑肾功能衰竭者应严格记录24小时出入量，调整用药，避免使用对肾功能有损害的药物。

（4）吻合口破裂和假性动脉瘤，常由吻合口的动脉壁过于薄弱、人工血管的口径不匹配、吻合技术不良等原因造成。术后应观察患者有无肢体疼痛，指导患者自查，观察患侧肢体是否可触及搏动性包块，积极控制高血压及治疗原有的动脉疾病，发现异常及时处理。

（5）人工血管感染。术前、术后应合理使用抗生素控制感染，观察患者的体温变化。病房应注意开窗通风，定期消毒。保持床单位清洁。保持伤口敷料清洁干燥、无渗出，在更换敷料时注意无菌操作，防止感染。

（6）DVT。中的损伤或者术后的压迫可能造成患侧DVT。遵医嘱应用抗凝、溶栓治疗以防止DVT。密切观察患者情况，观察有无肿胀、疼痛，观察有无血栓脱落的临床表现，如有，应及时通知医生进行处理。

（六）出院指导

1.用药指导

患者出院后均需服用抗凝药物，因此需向患者反复强调坚持服用抗凝药物的重要性和必要性，嘱患者不得私自停药，也不能擅自加量。每周复查凝血功能，遵医嘱进行服药。服药期间应注意有无牙龈出血、黑便、血尿、眼结膜充血或者头痛、头晕等，如有上述情况发生应及时就医。

2.活动指导

活动应循序渐进，避免剧烈活动。遵医嘱进行术后功能锻炼，预防血栓形成。

3.随访

坚持定期随访，定期复查。

（何娟 陈俊汝）

第十节 内脏动脉瘤

内脏动脉瘤（VAAs）是指发生于腹主动脉内脏支的动脉瘤。以脾动脉瘤最常见（占60%），其次为肝动脉瘤（占20%）、肠系膜上动脉瘤（占4%），也可见于腹腔干动脉瘤、肾动脉瘤、网膜动脉瘤及肠系膜下动脉瘤。其病因及临床表现取决于受累的内脏区域，主要威胁为瘤体突然破裂，患者因大出血休克而死亡。

一、肝动脉瘤

肝动脉瘤是肝动脉及其分支扩张形成的动脉瘤，发病率在内脏动脉瘤中居第二位，多为单发。按病变部位不同可分为肝外型和肝内型，肝外型累及部位依次为肝总动脉或肝固有动脉、右肝动脉、左肝动脉。发病年龄多在60岁左右，男女比例为2：1。

（一）病因

常见的病因为动脉粥样硬化、创伤、结节性多动脉炎、动脉中膜退行性变、坏死性血管炎及医源性损伤。由创伤、感染所致者，多为假性动脉瘤。血管壁退行性变及先天发育缺陷亦可能是发病原因。

（二）临床表现

多数患者无特异性症状，部分患者可出现与饮食无关的右上腹或右季肋部疼痛，瘤体急性扩大或破裂出血时可有剧痛及右肩背部放射痛。

（1）压迫症状。瘤体压迫胆道可致梗阻性黄疸，压迫胰管可致急性胰腺炎。

（2）破裂症状。破入胆道可出现胆绞痛、梗阻性黄疸和上消化道出血，发病早期黄疸的程度常有波动性变化，一旦出血后肿瘤缩小，黄疸随之消退，对诊断有重要价值。破入腹腔可出现剧烈腹痛、出血性休克甚至死亡；破入十二指肠可引起上消化道大出血；破入门静脉可引起门静脉高压表现。

（3）体征。少数患者可在上腹部扪及搏动性肿块或震颤，听诊有时可闻及收缩期血管杂音。1/3的患者可有发热症状，多与胆道感染或肝动脉本身的炎症有关。

（三）辅助检查

（1）腹部X线检查，部分肝动脉瘤有时可见蛋壳样动脉瘤壁钙化影。

（2）彩色多普勒超声，简单、实用，可用于肝动脉瘤的筛查。

（3）CTA，可清晰地显示肝动脉瘤的位置、形态和毗邻关系，在检出率和准确性方面接近于动脉造影，且具有非侵入性的特点。

（4）动脉造影，是诊断肝动脉瘤的金标准，可明确动脉瘤的位置，评估肝脏血供和侧支循环形成情况，且可同时行介入治疗。

（四）治疗

1.治疗原则

（1）所有肝动脉假性动脉瘤在诊断后尽快进行修复。

（2）针对所有有症状的肝动脉瘤，均建议修复，无须考虑瘤体尺寸。

（3）针对无症状肝动脉瘤，若无严重并发症，瘤体直径＞2.0 cm或每年瘤体增大＞0.5 cm，建议修复；若存在严重并发症，同时瘤体直径＞5.0 cm，建议行开放手术进行修复。

（4）针对合并血管并发症或脉管炎的肝动脉瘤，建议修复，而无须考虑瘤体大小。

（5）针对血培养阳性的肝动脉瘤，建议修复。

2.手术方式

（1）若无禁忌，建议所有肝动脉瘤首选血管腔内治疗。

（2）针对位于肝外的动脉瘤，建议采用开放手术或血管腔内治疗。

（3）针对位于肝内的动脉瘤，建议采用弹簧圈栓塞受累动脉。

（4）若动脉瘤较大，建议切除受累肝叶，避免发生严重的肝缺血。

（五）护理措施

下文主要介绍腔内治疗的护理措施。

1.术前护理

1）术前评估

（1）一般评估，包括年龄、性别、婚姻、职业、体重指数、饮食情况、睡眠情况、大小便情况、有无药物过敏史、有无高血压、有无糖尿病病史、有无吸烟史及长期大量饮酒史、有无外伤史、有无手术史、有无感染史。

（2）全面评估患者病情、生命体征、腹部体征，包括体温、脉搏、呼吸、血压、疼痛、腹痛、腹胀等情况。肝动脉瘤破裂出血可表现为右上腹疼痛、低血容量性休克、腹部包块、黄疸、胆道出血等，少部分病例表现为上消化道出血等，若出现上述症状应引起警惕。

（3）各类风险评估，包括日常生活自理能力评估、血栓风险评估、疼痛评估、跌倒/坠床风险评估、压力性损伤风险评估、营养风险评估等。

（4）辅助检查。术前常规行实验室检查，包括血常规、血生化、凝血功能、心肌标志物、输血前全套、血型等检查。根据患者的病情，选择合适的检查方式，如超声、增强CT、血管造影、心电图。

2）心理护理

在所有的内脏动脉瘤中，肝动脉瘤破裂出血发生率最高，可达44%，病死率达35%。与患者及家属建立良好沟通，根据患者及家属的文化水平、接受程度选择合适的健康宣教方式，向患者提供清晰、准确的信息，包括手术过程、风险、术后恢复、护理注意事项等。充分的信息沟通可以减少患者因知识来源受限引起的不安和焦虑。

3）术前准备

（1）皮肤准备。对准备行血管腔内介入栓塞疗法的患者进行会阴区备皮，使手术消毒更彻底，预防术后伤口出现感染。

（2）指导患者训练呼吸功能及有效咳嗽、排痰的方法，练习床上大小便。教会患者使用数字分级评分法，方便术后护理人员能准确进行疼痛评估。

（3）该手术常规情况下在局麻下进行，一般无须禁食禁饮，个别患者若需进行全麻，则需按全麻要求术前禁食禁饮8小时。

（4）嘱患者术晨更换手术衣。入手术室前取下身上所有金属、活动性义齿等一切可取的物件。

（5）测量患者血压情况，检查患者腕带、手术标记、病历、检查报告等是否完善，与手术室接诊人员做好交接工作。

（6）给予患者心理支持，增强患者手术信心，保持情绪稳定。

（7）备齐患者术后所需要的心电监护仪及吸氧装置。更换床单位，备好麻醉床。

2.术后护理

1）一般护理

术后给予平卧位；遵医嘱予心电监护及吸氧，密切监测生命体征。加强巡视，重点观察患者的腹部体征，观察有无腹胀、腹痛等临床表现。

2）心理护理

患者返回病房后应仔细进行交接，告知患者及家属目前术后状况平稳，缓解患者的焦虑。告知患者术后常见不良反应及处理措施，消除患者及家属的紧张情绪。

3）疼痛护理

使用数字分级评分法对患者进行疼痛评估，了解患者术后疼痛情况。当出现疼痛时，应评估疼痛的部位、性质及程度。不同程度的疼痛可采取不同的处理措施，如轻度疼痛时可指导患者使用转移注意力的方式如聊天、听轻音乐来缓解疼痛。中度以上的疼痛需告知医生，经医生评估后遵医嘱对症处理，并评估处理后的效果。

4）活动与锻炼

在患者返回病房后，护理人员应指导家属用手掌根压迫穿刺处1小时后予1 kg盐袋压迫6小时或予弹力绷带加压包扎24小时以防止穿刺部位出血，在压迫止血期间要严密观察肢体末梢动脉的搏动情况，观察术侧肢体皮温、色泽，以便早期发现肢体的并发症。保持穿刺侧肢体伸直12～24小时，在伸直期间，在无伤口出血的情况下可适当增加翻身频率，教会患者床上翻身的方法，正确使用翻身枕。术后绝对卧床休息24小时，24小时后可适当下床活动。指导患者行踝泵运动，预防术后血栓形成。患者活动较少时，可指导家属按摩患者双下肢，促进血液循环。

5）饮食指导

指导患者术后即可进食少量低脂，富含蛋白质、热量、维生素，易消化的食物。鼓励患者多饮水，多吃蔬菜、水果，尤其是富含膳食纤维的食物，保持大便通畅。

6）伤口护理

密切观察伤口是否有渗血情况，如有渗血及时通知医生处理，换药操作过程中严格执行无菌操作原则。观察有无迟发性出血和皮下出血，尤其是应用抗凝药物的患者更要密切观察。一旦再出血应立即压迫穿刺部位，待止血后再重新加压包扎。

7）并发症的观察及护理

（1）出血。指导家属密切观察患者敷料外观有无渗血，伤口周围局部有无血肿，腹部或伤口有无疼痛，有无胸闷、气紧、出冷汗等不适，如有，应立即告知医护人员。加强巡视，主动关心，及早识别有无出血。若患者发生或怀疑有出血情况时，应立即通知医生查看患者，并遵医嘱进行处理。

（2）缺血性胆管炎。当肝动脉血流受阻时，胆道不能得到足够的氧供给；胆管表面的细胞受损，受损的胆管会发炎或变窄（造成狭窄），减慢或堵塞胆汁的流动。密切观察患者的病情变化，观察有无皮肤瘙痒，皮肤、巩膜黄染，大便变陶土色等梗阻性黄疸的临床表现，如有，应及时告知医生。定期复查肝功能。若有缺血性胆管炎的临床表现时，可遵医嘱予以抗感染、保肝、解除梗阻等对症治疗。

（3）肝功能衰竭。观察患者生命体征、腹部体征，观察患者皮肤、巩膜有无黄染。观察患者神志情况，有无意识改变及性格改变，及时发现肝性昏迷早期表现。定期监测患者的血生化指标结果，有异常及时告知医生。遵医嘱使用保肝药物。

（4）肾功能衰竭。血管腔内治疗的患者术后应注意尿量，严格记录尿量。观察尿液的颜色、性质、量，若无禁忌证，应鼓励患者多饮水。因造影剂有肾脏毒性，尤其是在术前有肾功能不良者，一旦发现肾功能损害的表现如少尿、无尿、腰部疼痛，应及时告知医生，遵医嘱应用利尿剂，必要时行人工透析。

（六）出院指导

1.饮食指导

嘱患者饮食宜清淡、易消化，富含蛋白质、膳食纤维。避免刺激性和油腻饮食。多饮水，预防血栓形成。

2.活动指导

嘱患者术后应适当休息，避免剧烈运动。活动宜循序渐进，避免重体力、剧烈运动，避免做引起腹内压瞬时增高的行为，如用力排便、剧烈咳嗽。

3.用药指导

嘱患者遵医嘱正确服用药物，在服用抗凝药物时应注意观察有无出血，如是否有牙龈出血、黑便等，应及时复查。

4.随访

患者出院前应学会正确识别腹部体征，以便返家后能进行自查。根据医生的建议，定期进行复查。建议无症状肝动脉瘤患者，每年通过CTA或非对比增强CT随访。

（何娟 任诗雨）

二、脾动脉瘤

脾动脉瘤一般指脾动脉异常扩张超过正常管径的50%或直径>1 cm，多见于脾动脉远侧1/3及近脾门处，单发较多，呈囊状或球状扩张。在腹腔动脉瘤中，脾动脉瘤仅次于肾下腹主动脉瘤和髂动脉瘤，是最常见的内脏动脉瘤，约占内脏动脉瘤的60%。人群中的发病率约为0.8%，其中男女比约为4：1。绝大多数病例无症状，常在影像学检查中意外发现。若瘤体直径>2 cm，其破裂的风险很高，一旦破裂将导致失血性休克，其死亡率为25%～40%，孕妇死亡率增至75%。

（一）病因

脾动脉瘤的具体病因尚不清楚，通常认为与高血压、动脉粥样硬化、胰腺炎、妊娠、糖尿病、肝移植、肝硬化、脾功能亢进、激素、门静脉高压、创伤、先天性异常、感染、动脉纤维发育不良、胶原血管病和 α_1-抗胰蛋白酶缺乏有关。

（二）分类

（1）根据病理学分为真性动脉瘤及假性动脉瘤。真性动脉瘤管壁全程扩张，有完整的血管壁，常继发于动脉粥样硬化、血管壁变形或发育不良、腹部创伤等；假性动脉瘤管壁破裂后周围组织包裹血肿并局限，通常是由于局部退行性变引起的。

（2）根据瘤体位置分为远脾门型、中间型及近脾门型。

（3）根据瘤体形态可分为梭形动脉瘤及囊状动脉瘤。

（三）临床表现

脾动脉瘤破裂前多无明显症状，偶有左上腹不适感。

一旦出现明显左上腹或左季肋区疼痛、恶心、呕吐等症状，往往预示动脉瘤先兆破裂。破裂后有上腹部剧痛及左肩部放射痛、左侧肋缘下压痛、低血压、休克等表现。

部分脾动脉瘤以破裂出血为首发症状，很快出现休克甚至死亡；若破入小网膜囊，可因血块填塞压迫而暂时止血，但可经小网膜孔再次破裂进入腹腔。极少数情况下瘤体可与门静脉系统形成动静脉瘘，引起门静脉高压。

（四）辅助检查

（1）腹部X线检查。绝大多数患者是在非针对性的腹部X线检查中发现，典型征象是左上腹曲线样或环形的钙化影。

（2）彩色多普勒超声，可发现典型的动脉瘤表现，在囊性的暗区内存有血流，能进一步明确血管内血流速度和是否存在动脉栓塞。

（3）CTA和MRA。CTA能进行影像的三维重建，帮助识别瘤体与毗邻脏器的关系，为手术提供依据。MRA所获图像与血管造影和螺旋CT影像相似。

（4）动脉造影，是诊断内脏动脉瘤的金标准，它可明确动脉瘤的确切位置、大小及毗邻关系，有助于判别是否并存有其他动脉瘤；还可用于同期介入治疗。

（五）治疗

1.治疗策略

（1）针对在剖腹手术中发现的破裂脾动脉瘤，建议行结扎手术，再根据动脉瘤的位置考虑是否行脾切除术。

（2）针对术前影像学检查诊断为破裂脾动脉瘤，建议根据患者解剖和基础临床条件，选择行脾切除术或腔内介入治疗。

（3）脾动脉瘤的手术方法包括开放手术、腔内治疗，具体应根据患者的解剖结构和基础临床条件进行选择。

（4）在脾动脉瘤的治疗过程中，脾动脉无须常规保留或血运重建。

（5）针对脾门附近的远端脾动脉瘤，建议采用开放手术；处理过程中避免脾梗死或胰腺炎。

（6）针对患有脾动脉瘤的孕妇，不论瘤体的大小，应个体化制定处理策略，同时谨慎考虑母亲和胎儿的潜在发病率。

2.开放手术治疗

脾动脉瘤最理想的治疗方法是在动脉瘤未破裂前行手术切除。其手术指征为：①出现明显症状，怀疑先兆破裂或者已经破裂出血者。②瘤体直径≥2 cm者。③瘤体直径＜2 cm，但有持续增大趋势者。④孕妇或育龄妇女，应在产前或孕前行择期手术。⑤对开腹手术中偶然发现的脾动脉瘤，如病情允许，也应争取切除。⑥由毗邻脏器病变侵袭、外伤、感染等引起的脾动脉瘤，也应尽早予以手术切除。

3.介入治疗

近年随着介入技术的进步，脾动脉栓塞、脾动脉腔内隔绝术及裸支架辅助下的弹簧栓塞术治疗脾动脉瘤取得了良好的效果。目前，腔内介入治疗已经成为脾动脉瘤的首选治疗。

（六）护理措施

下文主要介绍脾动脉栓塞的护理措施。

1.术前护理

1）术前评估

（1）一般评估，同"肝动脉瘤"。

（2）密切观察患者的病情及生命体征；重点关注患者的腹部体征，观察有无左上腹或左季肋区疼痛、恶心、呕吐等症状。

（3）各类风险评估，同"肝动脉瘤"。

（4）辅助检查。术前常规行实验室检查、彩色多普勒超声检查，实验室检查包括血常规、血生化、凝血功能、CRP、输血前全套等。完善心电图、胸部CT、心肺功能检查。

2）心理护理

脾动脉瘤最危险的并发症为瘤体破裂，较少见，破裂率为3%～10%，一旦发生破裂，死亡率可为20%～100%。因此，术前应向患者详细讲解脾动脉瘤的相关知识，使患者了解术前脾动脉瘤破裂的危险性及如何预防导致动脉瘤破裂的危险因素，对于便秘患者可给予按摩腹部，必要时遵医嘱给予缓泻剂。咳嗽会增加腹内压，增加动脉瘤破裂风险，因此，对于咳嗽频繁者可给予镇咳药物。行活动指导，指导患者活动时勿挤压、碰撞腹部，避免瘤体破裂。增加患者的依从性，耐心倾听患者的主诉，对于焦虑紧张者，给予有效的心理疏导，稳定患者情绪，使其积极配合治疗。

3）病情观察

加强巡视，主动询问。对有疼痛的患者应重点观察，密切注意。多询问患者的主诉，进行疼痛评估，如有疼痛加剧的情况，立即通知医生处理。定时监测患者血压，使血压控制在正常水平。

4）术前准备

（1）行术区皮肤准备，术前一日可沐浴，保持皮肤清洁。

（2）指导患者训练呼吸功能及有效咳嗽、排痰的方法，练习床上大小便。教会患者使用数字分级评分法，方便术后护理人员能准确进行疼痛评估。

（3）该手术方式在局麻下进行，一般无须禁食禁饮。

（4）嘱患者人手术室前，取下身上所有金属、活动性义齿等一切可取的物件。

（5）测量患者血压情况，检查患者腕带、手术标记、病历、检查报告等是否完善，与手术室接诊人员做好交接工作。

（6）给予患者心理支持，增强患者手术信心，保持情绪稳定。

（7）备齐患者术后所需要的心电监护仪及吸氧装置。更换床单位，备好麻醉床。

2.术后护理

1）一般护理

术后给予患者平卧位；术后应给予患者心电监护及吸氧，密切监测生命体征。加强巡视，主动询问，嘱患者家属观察患者有无腹痛、腹胀等表现，如有，应及时通知医务人员。

2）心理护理

与患者建立信任关系，倾听患者主诉，给予理解和安慰。向患者提供清晰的术后指导，包括恢复过程、预期的症状和可能的并发症。鼓励患者与家属保持良好的沟通，鼓励家属为患者提供心理支持与帮助。指导患者放松的技巧，如深呼吸、渐进性肌肉放松，缓解焦虑和压力。

3）疼痛护理

协助患者取舒适体位。加强术后患者疼痛管理。定期评估疼痛的程度和性质，鼓励患者向家属、医务人员反馈疼痛管理效果，以便及时调整治疗方案。在患者发生疼痛时，护理人员应立即到床旁进行查看，如有异常，应及时通知医生于床旁查看，经医生评估后遵医嘱应用镇痛药物。告知患者及家属镇痛药物的常见不良反应，并观察药物疗效。

4）活动与锻炼

患者返回病房后，在转移过程中应注意穿刺部位情况，指导家属用手掌根压迫穿刺处1小时后予盐袋（1 kg）压迫止血4小时或予弹力绷带压迫止血24小时。观察肢端循环情况及足背动脉搏动情况。教会患者床上轴线翻身的技巧，正确使用翻身枕，避免皮肤出现压力性损伤。指导患者行踝泵运动，预防术后血栓形成。当患者活动较少时，可指导家属按摩患者双下肢，促进血液循环。

5）饮食指导

指导患者术后即可少量进食清淡、低脂，富含蛋白质、热量、维生素，易消化的食物。鼓励患者多饮水，促进体内造影剂的排出，减轻造影剂对肾脏的损害。

6）伤口护理

指导家属减少穿刺一侧肢体屈曲，避免伤口出血情况的发生。密切观察伤口是否有渗血情况，如有渗血及时通知医生处理。规律换药，在换药操作过程中严格执行无菌操作原则，同时观察伤口愈合情况。

7）并发症的观察及护理

（1）PTS。PTS是栓塞术后最常见的并发症，注意发热、腹痛、腹胀、肠梗阻等症状。每日4次监测患者生命体征，及早发现患者有无发热等症状。定期复查患者血常规并追踪结果，有异常及时通知医生。若患者有PTS的表现，遵医嘱对症处理。在通常情况下，该症状经对症处理后1周作用逐渐减轻或消失。

（2）脾梗死。脾梗死的发生率为21%～57%，多无症状，少数可表现为腹痛和发热，很少引起血液系统变化，大部分患者对症处理后3～5天缓解。密切观察患者腹部体征，观察有无腹痛、发热等临床表现。早发现、早处理。早期发现的局灶性脾梗死，使用抗生素进行早期保守治疗即可治愈。严重的脾梗死可能导致脾脓肿，需进行第2次手术，切除脾脏。

（3）胰腺炎。密切观察患者的神志、生命体征、腹部体征及血淀粉酶及血常规情况。指导患者禁食禁饮，予肠外营养支持。遵医嘱正确使用生长抑素及抗生素，根据患者的年龄、体重等因素补充水电解质，保证其生理需要量得到满足。

（七）出院指导

1.用药指导

嘱患者遵医嘱正确使用抗凝药物，勿随意调整药物剂量，规律服药。服药期间应注意观察有无出血，如口唇黏膜出血、牙龈出血、胃肠道出血（呕血、黑便等）、泌尿系统出血（血尿）。定期复查凝血常规，根据具体情况判断是否调整用药。

2.正确识别异常情况

教会患者正确识别异常情况，指导患者出院后观察自己有无出现腹痛、发热等。必要时复查CT。

3.随访

告知患者出院后1个月、3个月、6个月、12个月需进行门诊或电话随访，此后每年随访一次。随访期间至少完成一次腹部CTA检查追踪脾动脉瘤转归，观察是否存在弹簧圈移位导致异位栓塞、支架狭窄和闭塞、血栓形成、瘤体再通、脾梗死等情况。

（何娟 李东馨雨）

三、肾动脉瘤

肾动脉瘤是指肾动脉的局部全层扩张超过正常动脉直径的1.5倍。约75%患者无症状，有症状患者会出现难以控制的高血压、腰痛、血尿、腹痛；由于其症状不典型，主要是患者在行CT检查其他疾病时偶然发现。

（一）病因

主要病因有动脉粥样硬化、先天性发育不良、创伤、动脉炎症、医源性损伤等。

（二）分型

根据肾动脉瘤的形态和解剖位置可将其分成三型。

Ⅰ型：包括位于肾动脉主干和（或）一级分支的囊状动脉瘤。

Ⅱ型：为梭形动脉瘤。

Ⅲ型：为肾实质内的动脉瘤。

（三）临床表现

高血压是肾动脉瘤最常见的症状，临床特点为血压持续升高，以舒张压升高更为明显，一般药物难以控制，常有头晕、头痛、胸闷、心悸、恶心、呕吐等症状，与动脉狭窄、微小肾梗死、分支受压导致肾脏血流灌注减少有关。

部分患者可出现肉眼或镜下血尿，与高血压、动脉瘤压迫肾盂、血栓脱落、肾动静脉瘘形成导致回流障碍有关。

肾动脉瘤扩张压迫周围脏器或肾梗死可导致持续性疼痛，突然出现剧烈腹痛应警惕肾动脉瘤破裂或先兆破裂可能，此时患者往往出现失血性休克的症状。

相当一部分患者无明显自觉症状，当瘤体较大时可触及搏动性包块，上腹部可闻及收缩期杂音。

（四）辅助检查

（1）X线检查，X线片上见约1/4的肾动脉瘤可发生钙化，钙化呈蛋壳样花环状，多为边缘性钙化，位于肾门附近。静脉肾盂造影大多无异常，当动脉瘤增大压迫肾盂时可见充盈缺损。

（2）彩色多普勒超声。可了解动脉瘤、肾动脉狭窄及血流情况，同时因其方便、无创，故多用于筛查。

（3）肾动脉造影，是最可靠的检查方法，可直接显示动脉壁的囊状膨出或梭形扩张，单发或多发，可大可小，部分有动静脉瘘时，可见肾静脉早显，供血动脉有代偿性增粗并扭曲。

（4）CT。平扫见肾内或肾旁稍高密度肿块，边界清楚、光滑，边缘可见弧形钙化。增强扫描见肿块明显强化，强化程度高于肾实质，接近于动脉，有时可见到供血血管与瘤体相连。当有血栓形成时，强化可不均匀；合并动静脉瘘时，造影剂表现为"快进快出"。

（五）治疗

肾动脉瘤的外科治疗方式主要包括开放手术与腔内治疗两种。

1.开放手术

开放动脉瘤修复术为肾动脉瘤的经典手术方式，主要包括补片成形术、动脉瘤缝闭术、原位血管旁路重建术、自体肾移植辅助离体重建术等。

2.腔内治疗

腔内治疗主要包括支架置入术与动脉瘤栓塞术。

肾动脉瘤的手术指征：①瘤体最大直径为3 cm，无合并症状的肾动脉瘤者。②妊娠期或育龄期女性，瘤体最大直径＞1.5 cm者。③出现腰痛、背痛、血尿等临床症状者。④伴有顽固性高血压相关的肾动脉狭窄、血栓栓塞、夹层、破裂风险者，无论瘤体大小均进行手术治疗。⑤合并肾动脉狭窄者。

（六）护理措施

下文主要介绍腔内治疗的护理措施。

1.术前护理

1）术前评估

（1）一般评估，同"肝动脉瘤"。

（2）全面评估患者病情及生命体征，包括体温、脉搏、呼吸、血压、疼痛，尤其是血压的情况。评估患者有无头晕、头痛、胸闷、心悸、恶心、呕吐等症状。评估患者小便的颜色、性状、量。若肾区突发剧烈疼痛应警惕肾动脉瘤破裂或先兆破裂可能。

（3）各类风险评估，同"肝动脉瘤"。

（4）辅助检查。术前常规行实验室检查，包括血常规、肝肾功能、凝血功能、心肌标志物等。完善胸部CT、CTA、心电图、尿常规。

2）心理护理

肾动脉瘤患者存在瘤体破裂危险，可能出现不同程度的焦虑、忧郁和恐惧情绪。针对这种情况，应主动与患者及家属交流，耐心倾听，让其宣泄情绪，寻求家属情感支持，嘱家属24小时陪伴。根据患者及家属的文化程度，以通俗易懂的语言向患者及家属讲解疾病相关知识，介绍手术的方式、方法，以消除患者的紧张情绪，树立战胜疾病的信心。

3）饮食护理

指导患者进食富含蛋白质、维生素、热量的低脂食物，保持大便通畅；鼓励患者多饮水，避免尿路堵塞导致尿潴留。

4）活动指导

指导患者尽量卧床休息，避免重体力劳动及过强运动，少做弯腰动作，避免碰撞肾区；预防呼吸道感染引起咳嗽造成腹内压突然增高。有腰痛及肉眼血尿患者，嘱其绝对卧床休息，加强生活护理，以免发生自发性动脉瘤破裂，加重出血。

5）术前准备

（1）每日3次测量患者血压情况，使血压保持稳定。

（2）术区皮肤准备。

（3）指导患者练习床上大小便。

（4）嘱患者局麻手术前无须禁食禁饮，术晨可少量饮食，不宜过饱。

（5）嘱患者入手术室前，取下身上所有金属、活动性义齿等一切可取的物件。

（6）检查患者腕带、手术标记、病历、检查报告等是否完善，与手术室接诊人员做好交接工作。

（7）保证充足的睡眠，给予患者心理支持，增强患者手术信心，保持情绪稳定。

（8）备齐患者术后所需要的心电监护仪及吸氧装置。更换床单位，备好麻醉床。

2.术后护理

1）一般护理

术后嘱患者平卧，密切观察患者意识及胸腹部体征直至病情平稳，高血压患者遵医嘱给予对症降压药物治疗。密切观察穿刺处情况，穿刺点有渗血者注意观察血压动态变化，避免出血性休克的发生。鼓励患者尽早床上自解小便，若术后4小时仍未排尿，患者感腹胀，可行诱导排尿法，必要时给予留置导尿，并观察患者尿液颜色变化，有血尿或絮状物时行膀胱冲洗，防止血尿阻塞导尿管。

2）心理护理

在接收到患者返回病房的通知后，应提前做好接待患者的工作。患者返回病房后，应及时与手术室工作人员进行交接，并将患者妥善安置在病床上。告知患者注意事项及术后常见不良反应。如发生不良反应，可遵医嘱对症处理。向患者提供情感支持，鼓励患者表达情绪和担忧，重视患者的主诉。

3）疼痛护理

协助患者取舒适体位，定期更换体位，避免局部皮肤长期受压，翻身活动时动作应轻柔。告知患者术后疼痛管理相关知识，记录疼痛变化并及时向医生反馈。使用镇痛药物后应观察用药效果及有无不良反应。

4）活动与锻炼

嘱患者绝对卧床24小时，卧床期间每隔1～2小时协助患者轴位翻身1次，翻身时应注意手术穿刺侧肢体屈曲，避免屈曲后因压迫不到位导致出血的发生。指导患者床上活动，如踝泵运动。指导家属按摩患者双下肢，预防血栓。若生命体征平稳，无明显肉眼血尿，24小时后可嘱患者下地活动，并逐渐增加活动量。

5）饮食指导

指导患者术后即可少量进食低脂，富含优质蛋白、热量、维生素，易消化的食物。若无禁忌证，应鼓励患者多饮水，以补充血容量，保证尿量充足。

6）伤口护理

密切观察患者伤口是否有渗血情况，观察穿刺部位周围皮下有无血肿，如有及时通知医生查看。当敷料渗血时应及时查找出血原因，并及时止血，在更换敷料时应严格无菌操作，避免伤口出现感染。

7）肾功能评估。

注意监测患者血压。准确记录出入量，尤其是尿量。注意观察患者尿液的颜色、性质和量，若患者出现少尿、无尿或肉眼血尿，应及时通知医生进行处理。使用利尿剂时应注意患者电解质的情况，以防出现电解质紊乱。定期复查患者的肾功能。指导患者多饮水，促进造影剂排出。

8）术后并发症的观察及护理

（1）PTS，表现为术后侧腹腰痛、发热、白细胞短暂升高等，这些症状经对症治疗后，一般1周左右逐渐减轻或消失。

（2）肾功能损伤，术后严密监测患者的出入量，及时发现尿量减少的趋势，并及时告知医生。持续水化治疗，并鼓励患者多饮水。

（3）股动脉假性动脉瘤，一旦发生股动脉假性动脉瘤，可采用弹力绷带加压包扎修复或在超声指导下压迫修复。在超声探头指引下压迫假腔与股动脉相通处，使血流及频谱信号消失，一般压迫10分钟后轻轻松开并观察，若动脉瘤破口处血流或频谱信号仍然存在，再次压迫至破口闭合，然后用弹力绷带持续加压并嘱患者卧床休息24小时以上。2天后行超声复查，血管腔及血流频谱信号消失为有效。失败的患者可选择超声指导下局部注射凝血酶，通常瘤体直径<3.5 cm或瘤体体积<6 cm³的股动脉假性动脉瘤可形成自发性血栓。在压迫无效时需行外科手术修补。

（七）出院指导

1.复查

嘱患者定期复查，了解支架位置、肾动脉血流是否通畅、有无肾功能不全发生。

2.自我监测

指导患者自我监测血压，血压不稳者嘱其仍遵医嘱口服降压药物治疗。

3.用药指导

嘱患者遵医嘱正确服用抗凝药物，并观察有无出血倾向。

4.活动指导

嘱患者活动宜循序渐进，避免重体力劳动。

5.饮食指导

指导患者进食富含蛋白质、维生素、热量的低脂食物，保持大便通畅。避免刺激性食物。鼓励患者多饮水，观察小便颜色、性质、量。

（何娟　陈本会）

第十一节　腹主动脉瘤

腹主动脉瘤是指腹主动脉呈瘤样扩张，一般扩张至正常直径的1.5倍，是最常见的动脉扩张性疾病，一旦破裂出血可危及生命。腹主动脉瘤是血管外科主动脉疾病的主要病种之一，大多数的腹主动脉瘤患者以肾动脉水平以下的病变为主。

有研究显示，腹主动脉瘤发病以60岁以上男性为主，我国男性发病率为4%～9%，60岁以上女性发病率仅为1%。少部分患者在破裂前虽有一些不典型的症状，如背痛或腹痛，但是大部分患者没有任何症状，直至破裂。腹主动脉瘤破裂导致的死亡率为50%～80%，若破裂后没有及时治疗，死亡率几乎为100%。

一、病因

弹力纤维和胶原纤维是维持动脉弹性和扩张强度的主要成分，两者受到损伤，主动脉壁的机械强度显著下降，致动脉壁局限性膨出成瘤。

引起弹力纤维和胶原纤维损伤的因素涉及生物化学、免疫炎症反应、遗传、解剖、血流动力学等。

传统的观点认为，动脉粥样硬化引起的动脉壁缺血将导致中层坏死，进而损伤弹力纤维。目前的研究表明，浸润至腹主动脉壁内的慢性炎症细胞，不但分泌具有降解弹力纤维和胶原纤维的酶类，而且介导了损伤免疫反应；在部分腹主动脉瘤患者中，发现与弹力蛋白和胶原蛋白代谢相关的基因变异。此外，肾下腹主动脉壁的弹力纤维相对匮乏、自身修复能力薄弱、腹主动脉分叉段因血流反流致动脉内压扩大，都是导致主动脉瘤形成的重要因素。

吸烟、创伤、高血压、高龄和慢性阻塞性肺疾病等，是腹主动脉瘤发生的危险因素。吸烟被认为是腹主动脉瘤发生的主要危险因素。

二、临床表现

非破裂性腹主动脉瘤在大部分患者中不会出现临床症状，这类患者通常是在其他疾病的检查中意外发现，极少部分患者会出现症状。

（1）搏动性肿物。多数患者自觉脐周或心窝部有异常搏动感。体格检查发现脐部或脐上方偏左可触及类圆形膨胀性搏动性肿物，其搏动与心跳一致，可有震颤或听到收缩期杂音。有时可有一定的横向推移度，但不能被压缩。若肿物上缘与肋弓之间能容两横指，常提示为肾下腹主动脉瘤；若无间隙，可能为肾动脉段腹主动脉瘤或胸腹主动脉瘤。

（2）疼痛。主要为腹部、腰背部疼痛，多为胀痛或刀割样痛。瘤体巨大可压迫、侵蚀椎体，引起神经根性疼痛。突发性剧烈腹痛为瘤体急剧扩张甚至破裂的先兆。

（3）压迫。以胃肠道受压最为常见，表现为上腹胀满不适，食量下降；压迫肾盂、输尿管，可出现泌尿系统梗阻相关的症状；下腔静脉受压，可引起双下肢DVT；压迫胆管，可导致阻塞性黄疸。

（4）栓塞。瘤腔内的血栓或粥样斑块一旦脱落，可随血流冲至远侧，造成下肢动脉栓塞，导致肢体缺血甚至坏死。

（5）动脉瘤破裂。破裂性腹主动脉瘤是本病最严重的临床问题和主要致死原因。主要表现为突发性剧烈腹痛、失血性休克及腹部存在搏动性肿物。如果腹主动脉瘤破入腹腔，可因大量失血迅速出现失血性休克，死亡率极高；若破入腹膜后间隙，且破口比较小，可形成限制性血肿，但多伴有失血性休克、腰背部疼痛和皮下瘀斑，若没有及时救治，破口将不断扩大，血肿一旦破入腹腔将导致死亡。大部分破裂性腹主动脉瘤患者能幸存下来是因为腹主动脉瘤破入了腹膜后间隙，因此，中间的过渡期是治疗破裂性腹主动脉瘤的关键期。

三、辅助检查

（1）腹部超声，是腹主动脉瘤诊断和监测的金标准，具有近乎100%的诊断准确率，无创，价格低廉。现便携式超声扫描仪已广泛应用。

（2）CTA。完整但直径较大（>5.5 cm）的腹主动脉瘤，以及有症状可疑破裂的腹主动脉瘤，无论大小，通常要进行CTA。CTA可以使动脉显影，与组织形成对比，更好地显示瘤体的范围，并且可以检查出其他可能并发的血管疾病，以便更加合理地进行手术计划。

（3）MRI。虽然无法在紧急情况下执行，但可以作为备选的辅助检查方法。

（4）正电子发射计算机断层成像（PTE-CT），是在临床中检测代谢和分子成像的最常用的方法，不仅可以观察到瘤体的形态学变化，还可以观察到局部的代谢变化，从而寻找可能的病理学机制。

四、治疗

（一）非手术治疗

主要适用于瘤体直径小且没有症状的患者。治疗的主要目的是延缓瘤体增长速度和预防破裂。目前并没有任何药物可以有效地预防腹主动脉瘤的发生和发展，戒烟可以减慢腹主动脉瘤的发展速度。

（二）手术治疗

1.适应证

突发破裂的腹主动脉瘤是急诊手术治疗的绝对指征；男性瘤体直径＞5.0 cm、女性瘤体直径＞4.5 cm时应考虑手术治疗；不论瘤体大小，如果瘤体直径增长速度过快（6个月＞5 mm或1年＞1 cm），也需要尽早手术治疗；不论瘤体大小，如果腹主动脉瘤趋于破裂，并出现相应的症状，如疼痛、夹层血肿、感染、压迫邻近器官、远端动脉栓塞，应及时行手术治疗；伴随腹主动脉瘤的髂总动脉瘤，若其瘤体直径＞3 cm，为预防破裂可尽早手术治疗。

2.手术方式

开放手术和腔内主动脉修复术（EVAR）两种。

（1）开放手术。将已经受损的腹主动脉替换为人造血管。主要适用于无法开展EVAR地区的患者，以及有严重的血管畸形，无法实施EVAR的患者。

（2）EVAR。主要是通过构建腹膜支架，将膨出的瘤体和循环血液隔离开。EVAR的成功与否主要受几个因素影响，首先患者自身血管的质量要好，可以承受支架可能带来的张力，其次其动脉瘤近远端都要有充足的锚定区，可以固定支架。

五、护理措施

EVAR的护理如下。

（一）术前护理

1.术前评估

（1）一般评估，包括年龄、性别、婚姻、职业、体重指数、饮食情况、睡眠情况、大小便情况、有无药物过敏史、有无高血压史、有无糖尿病史、有无吸烟史及长期大量饮酒史。

（2）全面评估患者病情及生命体征；在体格检查时注意评估患者有无搏动性肿物；疼痛者评估疼痛的性质、部位及程度，警惕破裂性腹主动脉瘤的可能。评估患者有无压迫症状，如上腹部满胀不适，泌尿道梗阻，下腔静脉压迫，血栓脱落导致下肢动脉栓塞、缺血、坏死。

（3）风险评估，包括日常生活能力评估、血栓风险评估、疼痛评估、跌倒风险评估、压力性损伤风险评估、营养风险评估等。

（4）辅助检查。①实验室检查，如血常规、血生化、凝血常规、心肌标志物、输血前全套、血型测定。②影像学检查，如CT、CTA、MRI等，评估瘤体的大小。

2.心理护理

护理人员应具有耐心，利用简单、通俗的语言对患者及其家属进行讲解，让患者与家属尽可能地了解疾病，更充分地了解自身情况。告知手术的开展优势、潜在危险，以成功案例进行宣教案例说明，让患者与家属更加放心地接纳手术、做好手术准备。

3.活动指导

为防止患者术前突发动脉瘤出血，应嘱其绝对卧床休息，使用坐便器，禁止剧烈运动及增加腹内压的活动，如用力排便、剧烈咳嗽。禁止热敷腹部包块，禁止做屈髋动作；对腹部进行有效防护，防止外力撞击。

4.术前准备

（1）有吸烟史的患者，指导患者术前戒烟。指导患者进行呼吸功能锻炼及掌握有效咳嗽、咳痰的方法。

（2）每日3次监测患者血压，使血压控制在正常水平。

（3）嘱患者手术常规在局麻下进行，无须禁食禁饮。若患者因病情需要需进行全麻时，则需按要求禁食禁饮8小时。

（4）备好手术需要的病历、影像学资料、药物，与手术室接诊人员仔细核对，做好交接工作。

（5）患者进入手术室后准备好麻醉床，准备术后需要的心电监护仪、吸氧装置等。

（二）术后护理

1.一般护理

术后立即予以心电监护及低流量吸氧，24小时密切监护并记录患者的生命体征及病情变化。重点注意患者血压的变化，对于血压高者可给予硝酸甘油降压，待病情稳定后再给予口服降压药物。观察伤口敷料有无渗血、渗液；注意患者的腹部体征，了解有无腹痛、腹胀及腹膜刺激征等。严格记录患者出入量，尤其是尿量，注意观察尿液的颜色、性状，保持出入量平衡。

2.心理护理

与患者及家属进行有效沟通，告知患者术后可能出现的情况及相应的应对措施，让他们对术后的恢复过程有充分的心理准备，降低未知带来的压力。鼓励患者说出内心感受，肯定患者的每一次进步。教会患者深呼吸或使用转移注意力的方式如听音乐、闲聊来缓解术后的各种不适，减轻焦虑情绪。

3.营养支持

EVAR术后6小时即可正常饮食，嘱患者饮食宜清淡、易消化，避免食用刺激性食物和油腻食物，多摄入富含蛋白质和维生素、膳食纤维的食物。鼓励患者多饮水。

4.活动指导

患者自手术室返回病房后应严格卧床休息48小时。卧床期间每隔1～2小时协助患者轴位翻身1次，避免手术穿刺侧肢体屈曲。术侧肢体屈曲后会导致加压压迫不到位，进而导致出血的发生。指导患者床上活动，如足背屈伸运动、踝泵运动。指导家属按摩患者双下肢，预防血栓。嘱患者病情稳定后应逐渐增加活动量，逐步恢复日常活动。恢复期应避免剧烈运动和重体力劳动，避免腹内压瞬时增高的因素，如剧烈咳嗽、用力排便。

5.疼痛管理

患者出现疼痛时，应使用数字分级评分法对患者进行疼痛评估，评估疼痛的部位、性质及程度，警惕瘤体破裂及支架移位情况的发生。排除紧急情况后，可遵医嘱给予患者镇痛药物并观察药效及有无不良反应的发生。

6.伤口护理

保持患者手术部位伤口敷料清洁干燥，定期更换敷料，并密切关注手术部分是否有异常情况，如红肿、渗液或感染。

7.下肢血运观察

密切观察下肢血运情况，观察患者下肢皮肤的温度、色泽及末梢动脉搏动情况，观察有无下肢肿胀、有无下肢动脉栓塞情况的发生，如有应及时通知医生，遵医嘱予以对症处理。

8.并发症观察及护理

1）内漏

在人工覆膜支架腔外且在腹主动脉瘤腔内，以及邻近动脉腔内出现持续血流的现象称为内漏。

（1）原因。支架移位、移植物本身的缝隙、侧支血管开放、管型支架太短使支架与血管壁不完全贴合或不完全覆盖。

（2）分型与处理。①Ⅰ型内漏，可以通过球囊扩张、放延伸移植物或裸支架来纠正。如果内漏严重、瘤体扩张明显，而解剖条件不适合放延伸移植物或裸支架，又没有其他的手段，应当考虑开腹手术，以防止瘤体破裂，前提是患者能够耐受手术。②Ⅱ型内漏，处理的方法主要有经腔内或经腰部入路栓塞反流的动脉。③Ⅲ型内漏，由于瘤腔与全身血液有直接沟通，一经诊断即应处理，可先考虑腔内治疗，通过增加延伸移植物或在原支架腔内再释放一个支架覆盖以达到消除内漏的目的。这种内漏因为瘤腔压力迅速再增加易致瘤腔再次增大甚至破裂，腔内治疗无效者应积极手术。④Ⅳ型内漏，在目前的移植物中尚不多见，多数是在长期抗凝的患者中释放后即时造影时出现，这种内漏一般有自限性，只要患者凝血功能良好，一般不需要处理。⑤Ⅴ型内漏，比较少见，需要密切随访，可以通过腔内抽吸减压，必要时予以开腹探查。

2）缺血性并发症

EVAR术后缺血性并发症包括下肢缺血、内脏缺血、盆腔缺血及脊髓缺血。EVAR术后缺血性并发症的发生原因为附壁血栓脱落栓塞分支血管、在操作过程中入路血管夹层形成、支架因各种原因导致闭塞或支架内血栓形成、主动脉支架覆盖分支动脉或栓塞分支动脉等。

（1）下肢动脉缺血。

发病原因：腹主动脉瘤腔内的血栓栓子或粥样斑块在动脉血流的冲击下脱落。

临床表现：患肢出现剧烈疼痛、麻木、苍白、皮温降低、动脉搏动减弱或消失。

处理：术后密切观察患肢血运情况，根据医嘱使用抗凝或抗血小板治疗，必要时完善术前准备后再次手术取栓。

（2）乙状结肠缺血。

发病原因：由术中肠系膜下动脉被结扎或肠系膜动脉内血栓形成引起。

临床表现：患者出现腹痛、腹胀、腹泻及便血。重者引起肠坏死、穿孔。

处理：观察患者腹部体征，有无腹痛、腹胀、便血等情况，如发现异常，及时通知医生予以对症处理。

3）感染

发病原因：人工血管感染，最常见的原因是手术污染。

临床表现：发热、腹胀、腹痛等。人工血管远端的动脉搏动减弱或消失。

处理：术后合理应用抗生素预防感染，人工血管感染一旦确诊，必须手术切除感染的人工血管。

4）下肢深静脉血栓形成

发病原因：手术创伤导致血流动力学发生改变，使血液处于高凝状态，加之患者术后长期卧床，活动减少，增加下肢DVT的风险。

临床表现：下肢出现局部疼痛、肿胀不适。若栓子脱落随血流流向肺部，会出现肺栓塞的临床表现，如呼吸急促、胸闷、胸痛。

处理：严密观察有无DVT的临床表现，对DVT中高风险的患者提前做好预防工作，如加强健康宣教、指导患者使用弹力袜或下肢间歇性气压装置。指导卧床患者勤翻身，在床上行踝泵运动等。遵医嘱使用抗凝药物以预防血栓形成。定期检查凝血功能，根据实验室检查调整用药，使用抗凝药物时应注意观察患者有无出血倾向。鼓励患者多饮水，确保有足够的液体摄入，降低血液黏度。

六、出院指导

1.活动指导

（1）限制剧烈活动。嘱患者术后一段时间内应避免进行剧烈运动或举重等重体力活动，以免增加腹主动脉瘤再次发生或破裂的风险。

（2）逐渐增加活动量。嘱患者遵从医生的建议，逐渐增加日常活动量，如散步或进行适量的伸展运动，有助于促进血液循环和康复。

（3）避免长时间站立或久坐。长时间站立或久坐可能增加腹主动脉的压力，建议患者适时休息或改变姿势，防止血液滞留。

2.用药指导

嘱患者遵医嘱正确服用药物，避免自行更改剂量或停药，同时定期复诊，向医生报告用药情况，以便及时调整治疗方案。

3.随访

嘱患者定期到医院复诊，接受医生的检查和指导，及时调整治疗方案。

建议患者在随访过程中使用彩色多普勒超声来监测血管和支架的情况。

4.日常生活指导

嘱患者保持良好的生活习惯，控制体重、戒烟限酒，保持心态平和。

（何娟　任坤）

第十二节 　胸腹主动脉瘤

胸腹主动脉瘤是指累及胸段降主动脉及远端腹主动脉的动脉瘤样病变，常累及腹腔干动脉、肠系膜上动脉及双侧肾动脉等内脏动脉，发病率占所有主动脉瘤的4%～6%。胸腹主动脉瘤发病隐匿，大部分患者是在无症状时体检或进行其他疾病的检查时发现，少数患者因动脉瘤破裂入院。

一、病因

（1）吸烟。吸烟是胸腹主动脉瘤发生的主要危险因素，不仅会促进胸腹主动脉瘤的发生、发展，还会加快动脉瘤增大的速度。

（2）高血压。长期高血压也是促进胸腹主动脉瘤发生、发展的一个主要原因，且高血压会增加动脉瘤破裂的风险。

（3）遗传。目前认为胸腹主动脉瘤的发生与马方综合征、α_1-抗胰蛋白酶缺乏症、先天性结缔组织发育不全综合征（Ehlers Danlos综合征）等遗传病及动脉瘤家族史有关，遗传病通常会通过动脉中膜层结构异常、胶原纤维合成减少等病理学变化促进胸腹主动脉瘤的形成。

（4）性别与年龄。胸腹主动脉瘤的发病率男性是女性的3～5倍，而由于存在动脉退行性病变，老年人较年轻人更容易发生胸腹主动脉瘤。

二、分型

根据Safi修订的Crawford分型，胸腹主动脉瘤可分为以下几型。

Ⅰ型：指胸腹主动脉瘤从左锁骨下动脉开口远端扩展至肾动脉以上。

Ⅱ型：指胸腹主动脉瘤从左锁骨下动脉远端扩展至肾动脉以下。

Ⅲ型：指胸腹主动脉瘤从第6肋间隙扩展至肾动脉平面以下。

Ⅳ型：指胸腹主动脉瘤从第12肋间隙扩展至肾动脉以下。

V型：指胸腹主动脉瘤从第6肋间隙扩展至肾动脉以上。

三、临床表现

有55%～60%的胸腹主动脉瘤患者有症状。

（1）疼痛。肾区疼痛最为常见，但很难区别是肌肉神经问题还是动脉瘤增大或破裂（不管是渗漏性的还是包裹性的）所致，通常在动脉瘤破裂时疼痛较严重，同时伴有低血压。约50%的患者因肾脏和内脏动脉硬化性闭塞症的存在而有明显的肠绞痛或肾血管性高血压。

（2）邻近脏器压迫症状。胸腹主动脉瘤对邻近脏器的压迫可以产生相应的症状，压迫喉返神经或压迫迷走神经可致声带麻痹、声音嘶哑；压迫肺动脉可致肺动脉高压和肺水肿；压迫食管可有吞咽困难；压迫支气管可出现呼吸困难。

（3）多发动脉瘤。约有20%的患者同时有多部位的动脉瘤，最广泛者为巨大动脉瘤，动脉瘤可发生于升主动脉、降主动脉和胸腹主动脉。

（4）体征。腹部可扪及膨胀性搏动性肿物。

四、辅助检查

（1）彩色多普勒超声，可直观地确定血管解剖和形态学特征，还可以对病变本身的血流特征和病变周围及相关血管的形态和血流动力学变化进行定性评价。

（2）多排螺旋CT成像及CTA，具有高精度、高速度及非侵入性等特点，是一种操作简单、安全有效、无创性的检查方法，从多层面、多角度和多个平面立体直观地显示了胸腹主动脉瘤管径的扩张程度、管壁的钙化、附壁血栓、重要脏器动脉及双髂动脉受累情况和瘤周组织情况。特别是对重叠部位血管和复杂结构的显示明显优于其他影像学检查，在胸腹主动脉瘤的早期发现、及时治疗、预防瘤体破裂、提高生存率、帮助临床判断病情、评价各分支血管受累情况、术式的选择及腔内治疗支架的定制具有重要的临床指导意义。

（3）MRA，是一种无创性血管成像技术，它具有多方位、多层面、多参数成像和软组织分辨率高等优点。MRA可无须造影剂进行血管成像，也可用造影剂进行三维对比增强MRA（3D CE-MRA）。3D CE-MRA是一项创伤小，检查过程简便、迅速，费用低，无须动脉插管，并发症少，无X线辐射，所用对比剂无肾毒性且用量少的三维血管成像技术。它不仅可获得血管腔、血管壁和血管周围组织结构信息，也可同时获得血流动力学信息（如血流速度和方向），从而达到定性和定量分析血管病变的目的。有研究表明，在形态学测量方面MRA比DSA更为准确。对于术前不适宜行CTA及DSA检查的肾功能不全的胸腹主动脉瘤患者，3D CE-MRA以其对比剂用量少且对肾功能无损害的特点适用于此类患者术前的诊断与胸腹主动脉瘤的参数计算。

（4）DSA，被公认为是诊断胸腹主动脉瘤和术前评估的金标准。其主要优点：①可获得实时动态影像学资料；②明确瘤体的大小、形态、范围及其与主要分支血管的关系。

五、治疗

（一）非手术治疗

1.严密监测

经过普查发现的胸腹主动脉瘤，如果瘤体直径＜4 cm，建议患者每年进行一次彩色多普勒超声检查；如果瘤体直径在4～5 cm，需要严密监测，建议患者每半年至一年行一次彩色多普勒超声或CTA检查；一旦发现瘤体直径＞5 cm或在监测期间瘤体增大速度过快，或伴有临床症状者则需要尽早手术治疗。

2.药物治疗

采取药物治疗以抑制炎症反应、抑制蛋白酶的活性、抑制氧化还原效应、增强细胞外基质蛋白质的合成功能。

（二）手术治疗

胸腹主动脉瘤的治疗方式主要为传统开放手术修复（OSR）、EVAR和杂交手术。

（1）OSR。目前，OSR治疗胸腹主动脉瘤已取得巨大进展，随着手术技术与医疗器械的进步，胸腹主动脉瘤患者OSR的成功率和病死率得到了极大改善，但目前仍是心血管外科领域复杂的手术之一。OSR旨在替换病变远端主动脉全长的同时保护脊髓和内脏器官，从而避免缺血性并发症的发生。内脏动脉分支的重建是胸腹主动脉瘤外科修复的关键，胸腹主动脉瘤常累及上肢和内脏动脉，手术入路、手术方式的选择均复杂，传统的手术方式主要包括DeBakey术式、Crawford改良术式及片状吻合修复肋间动脉。

（2）EVAR。EVAR具有创伤小、围手术期恢复快等特点，但EVAR的实施需要胸腹主动脉瘤的解剖结构适合，并不适用于瘤颈短或扭曲、累及内脏动脉分支等存在复杂情况的胸腹主动脉瘤。随着技术和材料的不断更新，腔内修复胸腹主动脉瘤的技术不断增多，包括开窗支架主动脉瘤腔内修复术（FEVAR）、平行支架移植物（PG）技术、分支支架主动脉瘤腔内修复术（BEVAR）等，其可以在重建内脏动脉分支的同时隔绝胸腹主动脉瘤，采用开窗或分支支架技术腔内修复胸腹主动脉瘤并重建内脏动脉分支血流，不需要进行长段主动脉的暴露及主动脉的钳夹，避免了内脏缺血情况的发生，可有效降低肾功能衰竭、心肺系统并发症的发生率和病死率。对于解剖条件适合、无明确禁忌证的患者，FEVAR或BEVAR成为复杂胸腹主动脉瘤的首选治疗方案。

（3）杂交手术。杂交手术结合了OSR和EVAR的优点，为一般情况较差、并发症较多、不能耐受传统OSR、病变范围太广、解剖学复杂而无法进行EVAR治疗的患者提供了一种新的治疗选择。杂交手术具有以下优点：①避免了开胸手术。②避免了主动脉交叉钳夹，缩短了内脏缺血时间。③降低了血流动力学稳定条件下神经系统并发症的发生风险，如截瘫、下肢轻瘫。

六、护理措施

（一）术前护理

1.术前评估

（1）一般评估，包括年龄、性别、婚姻、职业、体重指数、饮食情况、睡眠情况、大小便情况、有无药物过敏史、有无高血压史、有无糖尿病史、有无吸烟史及长期大量饮酒史，有无外伤史，有无手术史，有无感染史、家族遗传史。

（2）全面评估患者病情及生命体征、腹部体征。若患者入院主诉为发现腹部搏动性肿物，并伴有突发剧烈的胸腹部或腰背部疼痛，体格检查发现合并失血性休克则提示有动脉瘤破裂的可能，应行急诊手术。观察有无肾区疼痛及邻近脏器压迫症状，如声音嘶哑、肺水肿、呼吸困难。

（3）风险评估，包括日常生活自理能力评估、血栓风险评估、疼痛评估、跌倒/坠床风险评估、压力性损伤风险评估、营养风险评估等。

（4）辅助检查。术前常规行实验室检查、彩色多普勒超声检查、DSA检查或主动脉CTA检查，如果患者存在造影剂过敏或肾功能不全不宜行CTA检查时，可行MRA检查评估瘤体情况。实验室检查包括血常规、尿常规、凝血常规、肝肾功能、术前免疫及血型鉴定。此外，还需行胸部正位X线、心电图、超声心动图、腹部脏器彩超等检查。对于复杂的心脏病及呼吸系统疾病患者，术前应行24小时动态心电图及肺功能全套检查，必要时行冠状动脉造影检查；术前充分了解患者的肾功能情况，以判定其对手术的耐受能力。

2.心理护理

患者如果情绪波动大，不仅可能成为动脉瘤破裂的原因，还会影响患者内分泌系统的生理功能，降低机体免疫力和对手术的耐受力，因此应向患者讲解该病的发生、发展过程，告知患者有动脉瘤破裂的风险，介绍术前与术后应注意的事项，增加患者对手术的了解，树立信心，消除恐惧、焦虑心理，以最佳状态接受治疗。

3.术前准备

（1）行术区皮肤准备，对体毛较多的患者行术前备皮，脐部用温水洗净，防止感染。

（2）指导患者训练呼吸功能及有效咳嗽、排痰的方法，练习床上大小便。教会患者使用数字分级评分法，方便术后能准确进行疼痛评估。

（3）嘱患者术前禁食禁饮8小时，术晨更换手术衣，术前给患者安置胃管。

（4）入手术室前，嘱患者取下身上所有金属、活动性义齿等一切可取的物件。

（5）测量患者血压情况，检查患者腕带、手术标记、病历、检查报告等是否完善，与手术室接诊人员做好交接工作。

（6）给予患者心理支持，增强患者手术信心，保持情绪稳定。

（7）备齐患者术后所需要的心电监护仪及吸氧装置。更换床单位，备好麻醉床。

（二）术后护理

1.一般护理

术后给予患者去枕平卧位，头偏向一侧，预防呕吐以免引起窒息；密切监测患者生命体征，术后应给予心电监护、低流量吸氧。注意腹部体征变化，以便及时发现内出血；观察患者下肢皮肤颜色、温度变化，检查足背动脉、胫后动脉搏动，预防下肢动脉栓塞；记录24小时出入量，定期监测患者肝、肾、脑功能，保持水电解质及酸碱平衡，预防肝、肾功能衰竭；术后应用广谱抗生素预防感染；补充营养，复查血常规及肝功能；纠正贫血及低蛋白血症。

2.心理护理

在接收到患者返回病房的通知后，应提前做好接待患者的工作。患者返回病房后，应及时与手术室工作人员进行交接，并将患者妥善安置在病床上。告知患者及家属目前术后状况平稳，缓解患者的焦虑。关注患者的感受，鼓励患者说出自身感受，如有不适，可通知医生于床旁查看患者，缓解患者及家属的紧张情绪。告知患者术后常见不良反应，如有，可遵医嘱对症处理，减少不良反应给患者带来的心理问题。

3.疼痛护理

疼痛是一种主观体验，术后疼痛会给患者的心理和生理都带来不适，因此，加强围手术期的疼痛管理至关重要。患者发生疼痛时，应立即到床旁进行查看，使用数字分级评分法对患者进行疼痛评估，评估疼痛的部位、性质及程度。轻度疼痛时可指导患者使用转移注意力的方式，通过深呼吸和放松练习来减轻身体的紧张感，这有助于减轻疼痛并提高舒适度。中度以上的疼痛需告知医生，经医生评估后遵医嘱对症处理，并评估处理后的效果。

4.活动与锻炼

教会患者床上翻身的方法，正确使用翻身枕，翻身时注意躯干保持平衡，避免躯干扭曲撕裂吻合口。指导患者行踝泵运动，预防术后血栓形成。当患者活动较少时，可指导家属按摩患者双下肢，促进血液循环。当患者肠蠕动未恢复时，可使用床旁超声波治疗促进恢复。具体活动指导如下。

（1）术后返回病房，病情平稳者每2小时翻身一次。

（2）术后第一天，鼓励患者床上活动，如双手握拳，双手肘、踝泵运动等，术后第二天、第三天可适当延长运动时间，并协助患者起床。

（3）下床活动时，可遵循起床三部曲"坐起1分钟、双足下垂床沿1分钟、床边站立1分钟"。

（4）根据患者的个体化情况，控制活动时长。

5.呼吸功能锻炼

术后行血气分析，对患者的呼吸功能做出正确评价。术后腹式呼吸受限制，排痰不畅以致呼吸道阻塞发生呼吸道感染的概率增大，因此，指导患者正确进行呼吸功能锻炼、保持呼吸道通畅至关重要。具体方法如下。

（1）术后第一天指导患者进行呼吸功能锻炼，教会患者正确的深呼吸方式，进行有效的拍背咳痰，遵医嘱雾化吸入。

（2）指导患者进行床上吹气球锻炼。术后24小时左右开始继续使用吹气球法进行心肺功能锻炼（使气球直径为10～20 cm，每次练习5～10分钟，每天练习2～5次）。

（3）指导患者进行呼吸功能锻炼。一般采用呼吸功能训练器。使用此锻炼可以更好地恢复肺生理功能，通过空气吸入，胸廓扩大，肺随之扩大，肺的容量增加，最终达到帮助肺功能恢复的目的。患者于术后第一天开始训练，每日3次，每次15～20分钟。

6.饮食指导

术后禁食期间给予患者肠外营养，每日热量在35 kcal[①]/kg以上，待排气后撤除胃肠减压，嘱患者进少量流质饮食，逐渐恢复至普食，可适当摄入丰富菜品及少量水果，增加食物多样性。

7.伤口及管道护理

密切观察伤口是否有渗血情况，如有渗血及时通知医生处理，定时更换敷料，在换药操作过程中严格执行无菌操作原则，观察伤口愈合情况。在留置管道时，需加强管道知识宣教，观察各引流液的颜色、性质、量，准确记录出入量，保持管道通畅，避免打折、扭曲及意外拔管。

8.并发症的观察

1）脊髓缺血

脊髓缺血和截瘫是EVAR的严重并发症之一。危险因素包括动脉瘤范围、进行过OSR修复、有远端主动脉手术史和存在围手术期低血压。肋间动脉和侧支血管的缺失、手术时间也被认为是脊髓缺血的潜在影响因素。预防EVAR后脊髓缺血的措施包括脑脊液引流、避免围手术期低血压、分期修复及建立短期且可控的内漏，以保证动脉瘤和脊髓灌注。此外，围手术期降低体温和鞘内药物剂量可能会成为辅助保护措施。尽管术中神经监测不一定是预防措施，但可以通过早期识别脊髓灌注不良情况，从而迅速采取措施改善脊髓灌注，降低术后脊髓缺血的发生率。

2）肾脏缺血

肾脏对缺血的耐受时间较短。在进行胸腹主动脉瘤手术过程中，重

---

① 1 kcal≈4.18 kJ。

建肾动脉时通常需要阻断肾脏血流，而阻断时间的长短与术中、术后肾功能损伤情况密切相关。胸腹主动脉瘤术后肾功能衰竭的发生原因主要与缺血再灌注损伤、非脉冲式血流灌注、血液制品的使用、肾动脉栓塞及肾动脉夹层等密切相关。EVAR导致的肾功能衰竭还可能是因为复杂型胸腹主动脉瘤需要对病变的主动脉进行更多导线和导管的操作，造成斑块的破坏或血栓的形成，从而栓塞分支动脉，同时造影剂的肾毒性也是造成肾功能损伤的重要原因。在OSR过程中，预防肾功能损伤的方法包括肾动脉重建和肾动脉灌注方式的优化等，而腔内修复手术过程中的预防策略包括缓慢或快速液体给药、缺血预适应、区域麻醉和非诺多泮肾动脉灌注等。

3）内漏

在各种类型内漏中，Ⅱ型内漏最常见，但平行支架之间存在缝隙，导致Ⅰ型内漏的发生率相对提高。内漏的发生率取决于医生操作水平、器材选择和直径大小。与FEVAR相比，BEVAR更容易发生原发性内漏。

七、出院指导

同"腹主动脉瘤"出院指导。

（何娟　王春华）

第四章

血管外科其他常见疾病

第一节 周围血管损伤

周围血管损伤是指四肢血管由于各种原因导致血管完整性破坏，出现出血、血栓形成、管腔狭窄或闭塞等病理改变。

一、病因

（1）外伤。交通事故、刀伤、刺伤、锐器伤、枪弹伤等导致的直接血管损伤。

（2）医源性损伤。在手术操作、介入治疗等过程中的意外损伤。

（3）血管疾病。动脉粥样硬化、血栓形成、动脉瘤等导致的血管壁薄弱或结构改变。

（4）钝性损伤。挤压伤、挫伤、外来压迫（如止血带、绷带、石膏固定等）。

二、病理

血管在损伤后，可出现血管壁穿孔、部分或完全断裂、出血、血栓形成、血管痉挛、管腔阻塞、狭窄或闭塞等病理改变，影响血液供应和回流，导致组织缺血坏死或水肿。

三、临床表现

（1）出血。损伤部位可见明显出血，严重者可导致休克。

（2）疼痛。损伤部位及其远端出现疼痛，与缺血或炎症反应有关。

（3）搏动性血肿。由于动脉损伤造成的血液积聚在体内的某个区域形成的血肿，且因为动脉血流压力较高，使得血肿内部血液随心脏搏动而产生搏动感。这种搏动性血肿通常是动脉损伤的一个特征性临床表现。

（4）肢体明显肿胀。血管损伤会影响正常的血液循环，动脉损伤可能导致远端肢体血流供应不足，静脉损伤则可能影响血液回流至心脏的过程，两种情况都可能引发肢体肿胀。

（5）肢体缺血。皮肤苍白、温度降低、感觉异常等。

（6）远端肢体功能障碍。运动障碍、感觉缺失等。

四、辅助检查

1.血清学检查

血常规、凝血常规、肝肾功能、输血前全套等。

2.彩色多普勒超声

在创伤以远部位检测，出现单相低抛物线波形，提示近端动脉阻塞；舒张期末早高流速血流波形或逆向血流波，提示近端存在动静脉瘘。通过彩色多普勒超声可实时观察血管结构和血流情况。

3.CTA

CTA能显示血管损伤的部位及范围，对动脉损伤的显示优于静脉。

4.血管造影

（1）血管损伤的临床征象模糊、CTA显示不清或创伤部位的手术伤口不能直接探查可疑的损伤血管，可行诊断性血管造影。

（2）有明确的血管损伤临床表现，需做血管造影明确损伤部位和范围，为选择术式提供依据，可明确血管损伤的部位、范围和程度。

5.MRA或CTA

MRA或CTA用于评估血管损伤及周围组织的改变。

五、治疗

（一）急救处理

（1）救治原则为生命第一、肢体第二、快速诊断、快速救治。

（2）对于急性出血，首要任务是控制出血，采用无菌敷料加压包扎。

（3）立即建立至少两条静脉通道（首选颈外静脉），快速补液（补液原则：先晶后胶、先盐后糖、见尿补钾）或者输入血浆及代血浆，补充血容量，维持循环稳定，纠正酸碱失衡和电解质紊乱。

（4）动脉出血表现为喷射状，色鲜红，出血多，常伴休克，应迅速建立静脉通道纠正休克抢救生命；静脉出血表现为渗血或涌血，色暗紫，出血不多，应压迫包扎止血抬高患肢，但要注意定时放松以避免远端肢体缺血；闭合损伤应观察患肢远端脉搏、皮温、皮肤颜色，注意感觉运动、肿胀情况。

（5）发现患肢皮温下降，低于健侧肢体，感觉减退或有针刺感，甲床充盈迟于健侧肢体，应是患肢急性缺血，需立即手术探查。

（6）根据情况进行必要的现场复苏措施，如有条件可进行气管插管和机械通气等支持治疗。

（二）手术治疗

手术处理基本原则为：止血清创，处理损伤血管。

1.止血清创

用无损伤血管钳钳夹，或经血管断端插入Fogarty导管并充盈球囊阻断血流。修剪无活力的血管壁，清除血管腔内的血栓、组织碎片及异物。

2.处理损伤血管

损伤血管修复包括手术重建（搭桥、移植等方法重建血管通路）和腔内治疗，手术修复方法如下：①侧壁缝合术，适用于创缘整齐的血管裂伤。②补片成形术，直接缝合可能造成管腔狭窄的血管，应扩大管腔。③端端吻合术，适用于经清创后血管缺损在2 cm以内者。④血管移植术，血管缺损＞2 cm者，可置入自体静脉或人工血管。

六、护理措施

（一）非手术治疗的护理

（1）密切观察生命体征。密切观察患者脉搏、血压、呼吸、体温、意识和尿量的变化。

（2）建立静脉通路。入院后应立即建立至少两条静脉通道，进行抗休克治疗的同时应进行术前准备，尽快进行手术。

（3）保持损伤部位清洁干燥，预防感染。

（4）持续观察血运。当尚未完全栓塞，血运尚可时，肢体色泽变化不大，甚至有的可触及远端动脉搏动。当主要动脉断裂以后，如再不恢复血运，会导致肢体坏死。

（5）抬高患肢，减轻肿胀和疼痛。

（6）予保暖。低温有很强的致血管收缩的作用，一旦低温易引起血管痉挛。

（7）及时使用止血药物，如氨甲环酸、凝血因子。

（8）镇痛。给予患者镇痛药物缓解疼痛。

（9）抗凝和抗血小板治疗，防止血栓形成。

（10）初步纠正骨折和脱位，恢复患肢的血流灌注。

（二）术前护理

1.术前准确

（1）询问患者有无高血压史、糖尿病史、传染病史、过敏史。

（2）嘱患者术前一天修剪指甲，根据手术方式，积极完成术区备皮。

（3）未安置尿管患者，术前指导患者练习床上大小便。

（4）协助完善术前相关检查，如胸部CT、心电图、凝血常规、输血前全套等检查。

（5）进行血型鉴定和交叉配血试验，备好一定数量的血液制品。

（6）嘱患者术前更换患者服，取下活动性义齿。

（7）术前为患者建立静脉通道。

（8）全麻手术方式者嘱其术前8小时禁食禁饮。

（9）需观察患者生命体征是否平稳，根据医嘱建立静脉通道给予患者补液、补充电解质及营养支持。

2.心理护理

在术前通过与患者沟通可以在一定程度上减轻患者的术前焦虑；告知患者减少手术应激的措施，可以避免应激反应的发生；耐心地向患者讲解疾病相关知识，讲解手术的目的及意义，让患者有信心。在做各项操作时动作要轻柔，准确无误，避免加重患者痛苦，让患者对医护人员充分信任，使其更好地配合。了解患者的需求，尽量满足其合理需求。

（三）术后护理

1.一般护理

（1）全麻手术当天床旁安置心电监护，次日常规停止心电监护，生命体征不平稳者根据医嘱调整停止时间，嘱患者保持平卧位，持续低流量吸氧。

（2）局麻患者返回病房测量生命体征，行术后宣教。

（3）做好环境管理。病房应保持温度湿度适宜，温度设定在23～25℃，湿度45%～70%，以减少寒冷诱发的血管痉挛。提供安静、舒适的环境，减少患者的精神紧张和焦虑情绪，因为情绪波动可能加剧血管收缩。

2.生命体征监测

密切观察患者的心率、血压、血氧饱和度等生命体征变化，因为血管修复后可能会出现血流动力学不稳定的情况。

3.穿刺部位护理

（1）确保穿刺部位无活动性出血。

（2）按医嘱使用加压包扎或沙袋压迫止血，并定期更换敷料。

（3）观察穿刺部位是否有肿胀、渗液、红肿热痛等感染迹象，如有异常及时报告医生。

4.疼痛管理

（1）患者术后进行伤口镇痛处理，不仅可以减少患者应激反应，且可以使患者的身体功能得到良好锻炼，让患者早期活动，减少术后并发症。

（2）观察并记录患者的疼痛程度，教会患者自我疼痛评分。

（3）疼痛不能耐受者，遵医嘱给予有效的镇痛方案，减轻痛苦，促进康复。

5.持续关注血供

（1）术后严密观察血供情况。

（2）观察患者的指端感觉、动脉搏动、温度是否正常。

6.体位护理

（1）患者术后可能需要保持一段时间的特定体位，要求患者保持平卧位，减少活动，防止支架移位及穿刺点出血。

（2）向患者及家属行相关健康宣教，并取得患者的配合。

（3）及时巡视病房，给予患者生活帮助及基础护理。

7.饮食指导

（1）如果是颈部血管损伤，嘱患者先进流质饮食，再逐步过渡至普食，保障患者获取基本营养补充。

（2）注意进食营养丰富的食物，勿进食刺激性食物。

（3）如为四肢及腹部血管损伤，嘱患者进普食即可。

8.活动指导

（1）根据手术类型和恢复情况，指导患者进行适当的床上活动和早期下床活动，以预防DVT。

（2）指导患者进行功能锻炼，促进肢体功能恢复。

（3）根据血栓风险评分及手术部位指导患者使用气压治疗仪预防下肢DVT。

（4）术后一天患者可在家属搀扶下适当下床活动，根据患者恢复情况逐日增加活动强度与频率。

（5）嘱患者如出现肢体剧痛、明显肿胀及感觉和运动障碍，及时上报。

9.心理护理

加强术后健康教育，向患者有针对性地讲解术后可能出现的各种情况，并提供相应的解决方式，以此来帮助患者减轻心理负担，提高其康复主动性与积极性。与患者进行交流，获悉患者对自身疾病、术后生理状态的心理感受，了解疾病、手术治疗对患者生理、心理、生活及家庭等方面产生的影响，找到造成患者不良心理反应的根本原因。

10.术后并发症的观察及护理

1）血管危象

观察：严密观察再植或移植部位的颜色、温度、毛细血管回流、肿胀程度和肢端张力等情况，早期识别血管危象的表现。定时测量患肢的血压，与健侧对比，若有差异需立即通知医生。

护理：若出现血管危象表现，立即解除外在压迫因素，如松解过紧的包扎或缝线。加强局部保暖，必要时使用温热毛巾敷盖，但需避免烫伤。在药物治疗无效的情况下，根据医生指示准备急诊手术探查和血管重建。

2）骨筋膜室综合征

观察：如患者疼痛进行性加重、足背动脉搏动时隐时现直至消失、局部肿胀、出现张力性水疱、局部皮温增高，应行动态监护，一旦怀疑或确认骨筋膜室压力升高，需迅速采取措施，及时报告医生并准备手术减压。

护理：做好疼痛管理，及时干预，术后初期保持患肢适当抬高，动态观察，术后根据医生建议进行康复训练，如肌肉收缩练习、关节活动训练，以促进血液循环和功能恢复。

3）出血和血肿

观察：严密观察病情变化，及时发现和准确识别是否有术后出血。确保穿刺点或手术伤口无活动性出血，术后应持续观察穿刺点或手术伤口出血情况，对可能发生的隐匿性出血，定时测量血红蛋白、血小板水平，以便及时发现并处理出血情况。

护理：嘱患者卧床减少活动，如发生出血，应快速建立多条静脉通道补液，必要时使用加压包扎、冰袋冷敷或适时调整止血措施。严格遵医嘱，谨慎使用抗凝药物，根据病情调整用药方案。

4）血栓形成与栓塞

观察：及时观察患者是否出现疼痛、红肿、皮温升高，不明原因的呼吸急促、胸痛、心率增快、轻微意识丧失或晕厥等，警惕静脉血栓的形成。

护理：鼓励患者进行适当的床上或床旁活动，防止下肢DVT。根据患者情况指导其使用气压治疗。遵医嘱进行抗凝或抗血小板治疗，必要时进行血栓溶解治疗。

5）感染

观察：加强伤口护理，保持伤口干燥清洁，按时更换敷料，观察伤口有无红肿、分泌物等症状。

护理：根据病情适时使用抗生素，对于已发生感染的病例，及时处置。做好体温监测，病房定时开窗通风，各项侵入性操作严格落实无菌原则。

6）动脉或静脉狭窄、闭塞

观察：术后定期复查血管造影或彩色多普勒超声，了解血管修复情况，如有再狭窄趋势，提前采取干预措施。

护理：对患者进行健康宣教，建议患者调整生活习惯，如戒烟限酒，控制血糖、血压、血脂。

7）功能障碍与肢体缺血

观察：及时观察患肢肤色、皮温、脉搏强度和频率的变化，以及运动功能恢复情况。

护理：指导患者进行物理治疗和康复锻炼，以促进血液循环和肌肉功能恢复。

8）神经损伤

观察：观察患者受累区域的肌肉力量，是否存在肌力减弱或丧失，以及腱反射的改变。询问并检查患者的触觉、痛觉、温度觉、震动觉等感觉是否正常，有无麻木、感觉减退或过敏现象。

护理：监测患者的神经系统功能状态，如感觉、运动功能的变化，及时反馈给医生。为患者提供神经保护和支持性护理，如减压垫的应用，避免局部压力过大导致神经受压。

七、出院指导

（1）嘱患者注意休息和饮食，避免过度劳累和食用刺激性食物。

（2）嘱患者定期随访复查，及时了解病情变化。

（3）嘱患者遵医嘱按时服药，不可随意停药或更改剂量。

（4）嘱患者如有不适或疑似复发症状，及时就医。

（李爱华　李菊）

第二节　动静脉瘘

动静脉瘘是动脉与静脉间出现不经过毛细血管网的异常短路通道，导致动脉血压不经过毛细血管网而直接流入静脉，可分为两类：先天性，起因于胚胎发育畸形；后天性，大多数由创伤引起，故又称损伤性动静脉瘘。

一、先天性动静脉瘘

（一）病因

在胎儿血管发育的中期，动脉不仅与伴随静脉同行，且与周围的毛细血管间有广泛的吻合。出生后，上述吻合支逐渐闭合，动静脉各行其道。如果原始的丛状血管结构残存，即成大小、数目和瘘型不一的动静脉间异常通道。在婴幼儿期呈隐匿状态，至学龄期，尤其是进入发育期后，随着活动量增加而迅速发展和蔓延，可以侵犯邻近的肌肉、骨骼及神经等组织，一般多见于四肢。先天性动静脉瘘常为多发性瘘口、细小，往往影响骨骼肌，受累肢体出现形态和营养障碍性改变，对全身血液循环的影响较小。

（二）类型

（1）干状动静脉。在动静脉主干间有一个或多个细小瘘口，伴有浅静脉扩张或曲张、震颤及杂音。

（2）瘤样动静脉瘘。在动静脉主干的分支间存在瘘口，伴有局部血管瘤样扩大的团块。

（3）混合型。兼有上述两种病理改变。

（三）临床表现

临床表现随病变的程度和范围而各异，如下所述。

1.浅表部位

（1）由于动静脉血流量增加，刺激骨骺，致使患肢增长，软组织肥厚，伴有胀痛。因两侧下肢长短不一可能出现跛行、骨盆倾斜及脊柱侧曲。

（2）患肢皮温明显升高，多汗，可伴有皮肤红色斑块状血管瘤。

（3）静脉高压导致浅静脉曲张，色素沉着，湿疹，甚至形成静脉性溃疡，或因远端动脉缺血致组织坏死。当皮肤破损时可能引发严重出血。

2.其他

出现肝大、黄疸和心力衰竭，以及出现劳累后呼吸困难、易疲劳等。

（四）辅助检查

（1）超声，是诊断先天性动静脉瘘的首选方法，可以无创地显示瘘口的位置、大小和血流情况。

（2）MRA，可以提供详细的血管解剖信息，对于复杂或深部的瘘口尤为适用。

（3）DSA，是诊断血管疾病的金标准，可以直观地显示瘘口的位置、大小和血流情况。然而，它是一种有创检查，通常在需要更详细的信息或进行介入治疗时使用。

（4）周围静脉压测定，周围静脉压明显升高，血气分析示静脉血氧含量增高。

（5）患肢X线检查，可见骨骼增长、增粗。

（五）治疗

（1）局限性先天性动静脉瘘行动静脉瘘切除术。

（2）个别病情严重的先天性动静脉瘘，可根据造影提示，经动脉导管栓塞相关动脉的分支。

（3）当骨骺尚未闭合、双侧下肢长度差异大且有明显跛行时，可考虑行患肢骨骺抑制术。

（4）以胀痛为主要症状者，可使用弹力袜，以减轻症状。

（5）并发下肢静脉性溃疡者，可行溃疡周围静脉剥脱和筋膜下交通静脉结扎，以改善局部静脉淤血，促使溃疡愈合。

二、损伤性动静脉瘘

（一）病因

（1）创伤，是最常见的后天性动静脉瘘原因，包括挤压伤、手术创伤、穿刺伤（如中心静脉穿刺）等，这些都可能导致动静脉直接相连形成瘘管。

（2）感染。在某些情况下，感染可以破坏血管壁，导致动静脉间的异常交通。

（3）医疗操作。如在肾透析治疗中人为地创建动静脉瘘作为血液透析通路，这种是计划性的，不属于病理范畴。

（4）心力衰竭、肿瘤及其他病理条件可能间接诱发动静脉瘘的发生。

（二）病理

（1）血流动力学改变。动脉血直接注入静脉，会使静脉血流速度显著加快且压力增高，长期下来会使得静脉扩张变形，形成搏动性肿块。

（2）循环紊乱。正常的微循环被绕过，影响周围组织获取充足的氧气和营养物质，同时排出代谢废物的能力降低，可能导致局部组织缺氧、营养不良。

（3）心脏负荷加重。由于大量血液未经过毛细血管充分交换就迅速返回心脏，增加了心脏的工作负荷，长此以往可能会导致心脏肥大甚至心力衰竭。

（三）临床表现

1.急性期

损伤局部出现搏动性肿块，大多有震颤和杂音。多数患者在瘘的远端动脉仍可扪及搏动。

2.慢性期

由于高压的动脉血经瘘直接灌注静脉，使静脉压升高，局部症状往往十分典型，沿瘘口的两侧可以听到粗糙连续的血管杂音，邻近瘘的静脉明显扩张，并有血管杂音及震颤，皮温升高。在远离瘘的部位，尤其在足端，因动脉供血量减少和静脉淤血，出现营养障碍性变化，如皮肤光薄、色素沉着、溃疡形成。瘘口越大，离心脏越近，发生的动脉口径越粗，由于大量血液经瘘孔直接进入静脉，回心血量增多，越容易引起心脏进行性扩大，导致心力衰竭。

病变部位不同，临床表现不同。

（1）脾动静脉瘘，临床表现取决于瘘口的位置和大小，瘘口较小者可无临床症状，瘘口大者常表现为门静脉高压、食管胃底静脉曲张、呕血、腹泻等，反复治疗无效可能出现肝硬化、肝性脑病、门静脉血栓等。

（2）肠系膜上动静脉瘘，是高压肠系膜上动脉（SMA）和低压肠系膜上静脉（SMV）之间的异常通道，使血液绕过肠毛细血管床，在门静脉循环中产生高血压。肠系膜上动静脉瘘产生的原因可能是先天性的，也可能是相关结缔组织紊乱的结果，通常发生在穿透性创伤或腹部手术后，如小肠切除术、结肠切除术、主动脉双瓣旁路术和肾胰腺移植术后。肠系膜上动静脉瘤比较罕见，其临床表现不典型，主要与瘘口的具体位置及大小等因素密切相关，初期临床表现常为腹痛、腹泻等，甚至有些患者可能是无症状的，后期则由于继发性门静脉高压而产生相关门静脉高压的临床表现，如大量腹水、低蛋白血症、消化道出血。

（3）肠系膜下动静脉瘘，是肠系膜动脉和静脉之间存在的异常通道，临床少见，可表现为腹痛、腹泻、便血等，因容易被误诊为结肠炎、缺血性肠病和胃肠功能紊乱等疾病而延误治疗。

（4）子宫动静脉瘘，表现为显著扩张的子宫动脉管壁与引流静脉之间发生动静脉短路，形成直接交通的血管病理性病变。

（5）肺动静脉瘘，多为先天性肺血管畸形，肺、动静脉间的异常交通，分隔动脉和静脉丛的血管隔发育不完全或肺末梢毛细血管神经缺陷，形成动静脉短路，短路血管受动脉压力负荷的作用逐渐扩张，形成囊瘘，肺动脉低氧血通过瘘管不经氧合直接回流入左心进入体循环，从而形成右向左分流，分流量大者可引起发绀、气促、胸痛，头晕、晕厥等症状。

（四）检查

（1）指压瘘口检查。指压瘘口阻断分流后，出现血压升高和脉率变慢。

（2）静脉压测定。患肢浅静脉压力升高。

（3）静脉血氧含量测定。自邻近瘘口的浅静脉采血，血液呈鲜红色，含氧量明显增高。

（4）彩色多普勒超声，可观察到动脉血经瘘口向静脉分流。

（5）动脉造影。较大口径的动静脉瘘通常可以直接显示瘘口；与瘘口邻近的静脉明显扩大，几乎与动脉同时显影；瘘口远侧动脉不能全程显示。较小口径的动静脉瘘，常不能直接显示瘘口，具有邻近瘘口的动静脉几乎同时显影的特点。曾有血肿形成病史者，往往在瘘口的动脉侧和（或）静脉侧出现瘤样扩大。

（五）治疗

（1）动静脉瘘切除术。瘘切除，直接修补动脉和静脉。

（2）栓塞术。对于一些不适合直接手术或难以直接修复的复杂瘘，可通过介入放射学的方法，经导管将栓塞材料送入瘘口，达到封闭瘘管的目的。

（六）护理措施

1.术前护理

（1）心理护理。提供心理支持，帮助患者正确应对疾病带来的焦虑和恐惧。引导患者建立积极的生活态度，增强战胜疾病的信心。与患者建立良好的沟通，解答其疑问，提供必要的心理支持。

（2）术前评估。①密切观察患者的生命体征，如心率、血压、体温和呼吸。②完成必要的术前检查，如心电图、血常规、凝血功能等，如有溃疡出血，评估贫血程度。③定期评估瘘口的变化，如大小、颜色和温度，密切观察患者的症状，如疼痛、肿胀、发热，并及时记录。④术前需特别注意保护瘘口所在肢体的血管，避免在术侧任何血管进行穿刺、输液、抽血等侵入性操作，以防血管损伤影响手术效果或导致感染。

（3）饮食护理。术前提供均衡的饮食，保证患者摄入足够的营养。嘱患者增加蛋白质和维生素的摄入，有助于伤口愈合和身体恢复。局麻患者无须禁食禁饮，全麻患者需术前8小时禁食禁饮，以防止麻醉期间发生呕吐、误吸等并发症。

（4）皮肤护理。术前应给予患者充分的皮肤准备，必要时备皮，避免手术区域感染。

（5）保护患侧肢体。避免碰撞，以免造成血管损伤破裂，针对有皮肤溃疡的患者，应定期换药，用无菌纱布覆盖溃疡出血外露部分，预防感染。

2.术后护理

1）一般护理

（1）术后当天给予患者持续心电监护及低流量鼻塞吸氧，严密观察并记录患者神志、生命体征及血氧饱和度。

（2）定时协助患者翻身、拍背，指导有效咳嗽排痰。

（3）观察伤口敷料有无渗血、渗液。

2）体位及活动指导

（1）术后手术侧肢体应当适当抬高，减轻肿胀，促进静脉血液回流。

（2）术后早期开始进行手指和腕关节的被动或主动运动，以促进血液循环，预防血栓形成。

（3）随着伤口愈合，逐渐增加握拳、握球等锻炼，以助瘘管成熟。

（4）避免在手术侧肢体进行抽血、输液或输血操作，也不要在该侧测量血压。

（5）避免手术侧肢体负重、长时间压迫或剧烈活动。

3）伤口护理

动脉介入栓塞术后穿刺部位压迫止血2小时，根据情况决定是否用1 kg盐袋压迫止血，观察穿刺部位有无出血或血肿，注意穿刺侧肢体远端血供有无障碍。

4）局部观察与护理

（1）观察造瘘部位（即手术区域）的血运状况，确认是否有良好的血流通过，如触摸是否有震颤，听诊是否有血管杂音。

（2）监测伤口是否有出血、渗血、肿胀或感染迹象，如有异常应及时报告医生。

（3）保持伤口清洁干燥，定期更换敷料，一旦发现纱布潮湿需及时更换并消毒。

（4）如果放置了引流管或引流条，需按医嘱妥善固定引流管或引流条，并观察记录引流液的颜色、量和性质。

5）饮食指导

嘱患者局麻术后无须禁食禁饮，全麻术后6～8小时可进流质饮食，逐渐过渡至普食。进食营养丰富、易消化的食物。

6）并发症护理

（1）伤口出血或感染。多由于自发性破溃、术中未彻底止血、术中违反无菌原则、伤口污染，表现为发热，伤口渗血、渗液，伤口红肿热痛。

处理：术后清创换药，并合理使用抗生素，如伤口出现渗血、渗液等情况，及时通知医生进行处理。

（2）远端肢体缺血。多由于患肢瘘口近端的主干动脉被结扎或被栓塞，表现为患肢出现或由患肢末梢开始出现皮温降低、皮肤颜色发紫或苍白等。

处理：应尽早再次手术。

（七）出院指导

（1）饮食指导。嘱患者进食富含维生素和高蛋白的食物，促进伤口愈合。

（2）行为指导。告知患者戒烟，注意衣袖不宜过紧，避免对手术侧肢体造成压迫。

（3）用药指导。嘱患者遵医嘱服药。

（4）复查指导。嘱患者定期门诊随访，如有患肢肿胀、出血、疼痛等不适时及时来院就诊。

（鲁灵容　赵梓琳）

第三节　脉管异常

血管瘤和脉管畸形统称为脉管异常，也可称作脉管畸形，涵盖近百种疾病，包含颅外、周围血管起源的良恶性肿瘤和各类血管、淋巴管畸形，以及未分类疾病。本节主要介绍静脉畸形。静脉畸形是临床上常见的脉管畸形之一，可以发生于任何组织或者器官，对于发病部位浅在的病变，多在出生时即发现，并随身体发育呈等比例生长，口腔颌面、头颈部、四肢和躯干是常见的发病部位。

一、病因

静脉畸形的病因目前尚未完全明确，研究表明其发生可能与多种因素相关。以下是一些已知的静脉畸形病因。

（一）先天性发育异常

（1）基因突变与遗传因素。静脉畸形可能与特定基因的突变有关，如编码*TIE*或*PI3K*基因的功能获得性体细胞突变，这些突变可能影响胚胎期静脉血管的正常发育，导致结构异常。

（2）染色体异常。在胎儿发育过程中，染色体数量或结构的改变可能影响血管系统的正常形成，从而导致静脉畸形的发生。

（3）胚胎期环境因素。母亲在妊娠期间接触到辐射、某些药物或其他有害物质，可能干扰胚胎血管系统的正常发育，增加静脉畸形的风险。

（二）血管内皮细胞与血管壁异常

（1）内皮细胞功能异常。内皮细胞是血管内壁的主要构成细胞，其生长、增殖、迁移和分化过程的异常可能影响血管的正常形态与功能，导致静脉畸形。

（2）血管壁结构缺陷。静脉血管壁成分（如胶原蛋白、弹性纤维等）

或结构（如层状结构的完整性）的异常可能导致血管壁薄弱、扩张或形成异常通路。

（三）血流动力学因素

血流速度、压力分布的异常，如血流滞缓、回流受阻，可能促使静脉血管发生代偿性扩张或形成侧支循环，进而形成静脉畸形。

（四）其他因素

（1）炎症与感染。静脉炎、感染等因素可能导致血管壁炎症反应，长期炎症刺激可能导致血管壁结构破坏，形成或加重静脉畸形。

（2）机械性损伤。手术操作、创伤等可直接损伤静脉血管，导致血管壁受损、血栓形成，进而诱发或加剧静脉畸形。

二、病理生理

根据病理特点，静脉畸形由内衬扁平的薄层内皮细胞层扩张迂曲的静脉窦腔组成，管壁血管平滑肌细胞稀少，排列不规则。静脉畸形病变部位表浅者在出生时即可发现，与身体成比例生长，其与婴幼儿血管瘤的不同点是不会自行消退；病变部位深在者往往随着身体生长，有症状时始被发现。在激素水平变化（青春期或妊娠期）、感染、创伤、不恰当治疗时，静脉畸形会迅速进展。静脉畸形不受解剖层次限制，可以仅局限于体表，也可以越过解剖层面波及肌肉、神经、关节、器官，甚至骨骼，90%以上静脉畸形属于孤立、散发病变，剩余不足10%则为多发、范围广泛的病变。

三、临床表现

浅表组织的静脉畸形病灶常呈青紫色，可发生于皮肤或黏膜；位置较深的静脉畸形多表现为局部包块，皮肤、黏膜的颜色改变不明显。静脉畸形病灶皮温正常、无搏动感，具有压缩性，听诊无杂音，体位移动试验阳性。头颈部静脉畸形可能引起明显的外观改变，甚至影响患者的语言及呼吸等功能。四肢静脉畸形可导致疼痛、肿胀、运动功能障碍等。部分静脉畸形病灶可触及大小不等、质硬、散在的静脉石。

四、术前评估和辅助检查

（一）病史采集

收集患者的详细病史，包括症状（如疼痛、肿胀、皮肤颜色变化、溃疡）、症状发生的时间、进展速度及家族遗传病史等。询问患者是否有静脉畸形手术史或硬化治疗史，有无硬化剂、造影剂药物过敏史，有无乙醇过敏史。

（二）体格检查

（1）对病变区域进行细致地触诊，评估其大小、形状、硬度、温度、表面色泽、波动感等。

（2）观察周围皮肤是否存在色素沉着、静脉曲张、溃疡等伴随现象。

（3）检查患肢的功能状态，如关节活动度、肌肉力量、感觉。

（三）影像学检查

（1）彩色多普勒超声，安全、无创、经济、可靠，用于初步定位病变，了解其内部结构（液性暗区）、血流状况及与周围血管的关系，对浅表及部分深静脉畸形具有较高的诊断价值，也可用于硬化治疗中的穿刺引导。

（2）MRI，是静脉畸形术前评估的首选影像学检查方法，尤其是对于深部、复杂或多次治疗后残留的静脉畸形。MRI能清晰显示病变范围、内部结构、与周围组织的毗邻关系，以及是否存在钙化灶、静脉石等。T_1加权像常表现为等信号或低信号，在增强扫描时可见不均匀强化；T_2加权像呈高信号，MR抑脂像有助于病灶的清晰显示。

（3）DSA。虽然有创，但当MRI不能提供足够信息或需要进行介入栓塞治疗时，DSA可直接显示畸形血管的形态、供血动脉、引流静脉及其连接方式，是诊断的金标准。对于某些类型（如Ⅰ型孤立型病变不伴有回流静脉）的静脉畸形，DSA的分型有助于指导治疗策略。

（4）CT。CT不推荐作为静脉畸形的检查手段，主要用于评估静脉畸形引起的钙化、出血等继发性改变，以及病变与骨质的关系。在脑部静脉畸形中，CT可快速识别脑出血及其特征，为急诊处理提供依据。

（5）CTA或MRA。无创性检查，能够三维重建血管结构，有助于评估病变的整体血流供应情况及周围血管受累情况，常作为MRI和DSA的补充。

（四）实验室检查

（1）血常规、凝血功能、血生化等检查，评估患者全身状况及手术耐受性。

（2）如有需要，进行基因检测以探寻可能的遗传因素。

（五）其他特殊检查

瘤体穿刺：在必要时进行，以获取病变组织进行病理学分析，排除其他性质的肿块。

（六）患者整体评估

（1）心血管评估。对于大型或高流量的静脉畸形，可能需要心功能评估。

（2）神经功能评估。针对脑部或邻近神经功能区的静脉畸形，需要进行神经心理测试、电生理检查（如脑电图、诱发电位）以评价术前神经功能状态。

五、治疗

对于无症状的静脉畸形病变，且远期不会给患者带来潜在威胁者，建议观察。其中对躯干、四肢静脉畸形者，建议穿戴弹力衣裤、弹力袜等，以控制病变进展，改善症状。观察期间患者出现症状加重，影响外观与功能时再给予必要的干预措施。根据畸形的范围、界限、部位选择单独或联合使用非手术和手术治疗方法。非手术治疗包括血管内硬化治疗、激光治疗、铜针留置术、电化学及患肢压迫治疗等。手术切除治疗包括单纯手术切除，硬化术后手术切除，热凝及其他治疗后手术切除，以及相关的修复重建手术。治疗静脉畸形的主要方法是血管内硬化治疗，即通过无水乙醇、博来霉素（平阳霉素）、鱼肝油酸钠或泡沫硬化剂（聚多卡醇、聚桂醇、十四烷基硫酸钠）等破坏血管内皮细胞，造成病灶血管的纤维化闭塞和体积的萎缩，实现外观和功能的康复，复发率较小。对于广泛而弥散的病灶，需多次治疗，而且效果相对较差。

六、护理措施

主要介绍硬化治疗的护理。

（一）非手术治疗的护理

（1）心理护理。硬化剂治疗需要根据病变部位大小及治疗效果分多次注射治疗。术前评估病灶大小，预计治疗次数，向患者及家属介绍治疗方法可能发生的不良反应及预计的治疗次数。解除患者的顾虑，取得患者的配合。

（2）病情观察。观察静脉畸形的部位、面积及分布范围等，观察患者四肢温度、皮肤颜色、血运和动脉搏动等情况。

（3）物品准备。遵医嘱指导患者准备梯度弹力袜，医护人员准备弹力绷带。

（4）皮肤准备。对术区做好标记并核查，告知患者标记完成后保持皮肤干燥，避免洗浴或局部擦拭，防止标记不清影响手术治疗。

（5）手术配合要点。向患者讲解硬化治疗相关知识，术中需要采取的体位，可能出现的症状，如有不适，立即告知医生。

（二）术后护理

1.病情观察

（1）密切观察患者的生命体征，如心率、血压、体温。警惕药物注射后引起的头晕、胸闷、呼吸困难、咳嗽等不良反应。预防血栓、气栓等并发症的发生。及时发现并处理可能的异常变化。

（2）监测患者硬化治疗区域的皮肤颜色、温度、肿胀程度及有无疼痛、硬结、渗液等，警惕过敏反应、血栓形成、感染等并发症。

（3）观察患者有无发热、寒战、恶心、呕吐、头晕、胸闷等全身反应，必要时进行实验室检查以评估全身状况。

2.局部护理

（1）治疗完毕，穿刺点压迫片刻，局部制动3天，患肢应高于心脏位置以便肿胀消退。保持治疗区域清洁干燥，避免污染和摩擦。

（2）按医嘱进行局部换药，必要时使用抗生素药膏、无菌敷料覆盖等。

（3）术后早期应注意观察敷料有无渗血及包扎的松紧程度，患肢局部肿胀程度，周围皮肤的色泽、血运及温度。

3.疼痛管理

（1）评估并记录患者疼痛程度，遵医嘱给予镇痛药物，如非甾体抗炎药、弱阿片类药物或局部应用冷敷、热敷等物理治疗。

（2）教育患者正确使用镇痛药物，告知其可能出现的不良反应及应对措施。

4.体位与活动

（1）按照医嘱指导患者保持适当的体位，如抬高患肢，以利于静脉血液回流，减轻肿胀。

（2）鼓励患者进行适度的活动，如踝泵运动、膝关节屈伸运动，防止下肢DVT。

（3）避免剧烈运动或负重，防止硬化剂泄漏或增加局部压力。

5.弹力袜使用

（1）遵医嘱指导患者穿戴弹力袜，通常需要连续穿戴数天至数周，以提供持续压力，促进静脉血液回流，减少肿胀，防止血栓形成。

（2）教育患者穿戴弹力袜的注意事项，注意袜子松紧度适宜，避免过紧引起皮肤损伤，过松失去加压效果。

6.饮食与液体管理

（1）建议患者保持均衡饮食，多吃富含膳食纤维的食物，避免便秘导致腹内压增大，影响下肢静脉血液回流。

（2）遵医嘱控制患者每天液体摄入量，防止过多液体增加静脉压力，加重肿胀。

7.心理护理

（1）关注患者的心理状态，解释治疗过程和可能出现的正常反应，减轻患者的紧张和担忧。

（2）鼓励患者表达感受，提供必要的心理支持，帮助他们适应治疗后的生活变化。

8.术后并发症观察及护理

（1）出血。原因为外伤、凝血机制异常、自发破溃等。需密切观察患者的生命体征、伤口敷料情况，观察引流液的颜色、性质和量，若发现出血征兆，立即通知医生处理。

（2）过敏反应。通常发生于注射硬化剂后的30分钟内，一般表现为皮疹、瘙痒，严重者可发生过敏性休克。处理的关键是及早发现，对于可疑过敏的患者应及时给予抗过敏药物治疗，严重者需要立即抢救。

（3）肿胀。治疗后的24小时内是病灶肿胀最严重时期，轻度肿胀一般无须特殊处理，明显肿胀可通过抬高注射区域肢体、冰敷、注射皮质类固醇等缓解肿胀。若肿胀引起患者不适，如疼痛，可给予相应的镇痛治疗。对于病灶邻近气道或颈部的患者，为防止肿胀引起的呼吸困难，在治疗后可保持气管套管带管状态或在治疗前进行预防性气管切开。

（4）皮肤或肢体缺血坏死。主要与硬化剂类型及浓度、硬化剂溢出血管外、注射入动脉及硬化剂经异常通道扩散等有关，使用超声或DSA监测硬化治疗，可有效减少上述情况的发生。初期皮肤颜色灰白，随后表面出现水疱样改变，水疱破溃后出现皮肤坏死表现。

（5）口腔内黏膜溃疡。硬化治疗后口腔内邻近病变的黏膜有缺血坏死产生溃疡的可能。加强口腔护理，发现黏膜糜烂者，可给予金霉素甘油局部涂抹，并保持口腔卫生。

（6）血栓栓塞。硬化剂造成的血栓栓塞并发症发生率较低，血栓在体内可以被循环的血细胞消耗、失活。对于治疗前合并大面积重症静脉畸形合并局限性血管内凝血（LIC）的患者，硬化剂治疗后存在凝血功能障碍加重、血栓形成，甚至导致DIC等风险，该类患者在围手术期内应注意凝血功能监测，必要时给予抗凝治疗。

（7）面神经损伤。可出现额纹消失、眼闭合不全、鼻唇沟变浅、鼓腮漏气、张口时口角歪斜等症状。发现此类症状，应向患者解释这是暂时出现的并发症，以消除其紧张与焦虑的心理，并及时通知医生，给予营养神经治疗，密切观察病情变化。

（8）其他。术后患者还可能出现张力性水疱、色素沉着、浅静脉炎、一过性胸闷干咳、溶血反应等。短暂、轻微的不良反应可通过适当的护理治愈，严重的不良反应需尽早发现并及时对症治疗。

七、出院指导

（一）饮食指导

嘱患者保持饮食均衡和健康，摄入足够的维生素和营养物质，加快部分治疗区域的愈合。同时，应避免刺激性食物。

（二）行为指导

嘱患者禁烟戒酒，适当运动，防止伤口部位及关节肌肉挛缩。保证休息，注意劳逸结合。

（三）用药指导

嘱患者遵医嘱服药。

（四）随访与复诊

（1）提醒患者按照医嘱定期复诊，术后1个月、3个月、6个月、12个月进行门诊随访及疗效评估，评估内容包括患者的临床表现、MRI或超声检查等，评估治疗效果，及时发现并处理可能的复发症或并发症。

（2）教育患者了解自我观察要点，如发现新的疼痛、肿胀、皮肤颜色变化、溃疡等，应立即联系医生。

（五）并发症防治

教育患者识别深静脉血栓、皮肤色素沉着、硬化剂外渗、过敏反应等并发症的早期症状，一旦出现及时就医。

（唐静楠　肖琴）

参考文献

［1］陆信武，蒋米尔.临床血管外科学［M］.5版.北京：科学出版社，2018.

［2］梅家才，郑月宏.原发性下肢浅静脉曲张诊治专家共识（2021版）［J］.血管与腔内血管外科杂志，2021，7（7）：762-772.

［3］丁露，李海燕，梅志军.硬化剂注射治疗原发性下肢浅静脉曲张围手术期护理规范专家共识［J］.介入放射学杂志，2024，33（2）：109-114.

［4］中华医学会呼吸病学分会肺栓塞与肺血管病学组，中国医师协会呼吸医师分会肺栓塞与肺血管病工作委员会，全国肺栓塞与肺血管病防治协作组.肺血栓栓塞症诊治与预防指南［J］.中华医学杂志，2018，98（14）：1060-1087.

［5］张章，吴晓冰，李平东.肺栓塞临床护理进展［J］.齐鲁护理杂志，2013，19（7）：61-63.

［6］中国微循环学会周围血管疾病专业委员会下肢静脉腔内治疗专业委员会.急性下肢深静脉血栓形成腔内治疗专家共识［J］.血管与腔内血管外科杂志，2023，9（5）：513-519.

［7］王环宇，谢荣景.深静脉血栓形成［J］.世界最新医学信息文摘（连续型电子期刊），2021，21（6）：72-74，77.

［8］叶瑞，杨亚娟，屈娟，等.下肢深静脉血栓的观察及护理［J］.心血管外科杂志（电子版），2019，8（3）：190.

［9］潘红，杨淑梅，张林林.下肢深静脉血栓的护理体会［J］.中国医药导报，2010，7（5）：111-112.

［10］中国微循环学会周围血管疾病专业委员会下肢静脉腔内治疗专业委员会.下肢深静脉血栓形成后综合征腔内治疗专家共识［J］.血管与腔内血管外科杂志，2023，9（7）：769-776，787.

［11］中国静脉介入联盟，中国医师协会介入医师分会外周血管介入专业委员会.下肢深静脉血栓形成介入治疗护理规范专家共识［J］.介入放射学杂志，2020，29（6）：531-540.

［12］中国医师协会介入医师分会，中华医学会放射学分会介入专业委员会，

中国静脉介入联盟.下肢深静脉血栓形成介入治疗规范的专家共识（第2版）［J］.介入放射学杂志，2019，28（1）：1-10.

［13］张波，何大立，焦勇.胡桃夹综合征的诊断和治疗策略［J］.现代泌尿外科杂志，2022，27（12）：993-998.

［14］郭宁娟，高小平，代艳，等.胡桃夹综合征患者行腹腔镜下3D技术打印的血管外支架植入术的护理［J］.当代护理人员（下旬刊），2017（8）：58-60.

［15］曾鑫晨，窦科.胡桃夹综合征诊治研究进展［J］.微创泌尿外科杂志，2023，12（2）：140-144.

［16］王娟英，李静，张波，等.快速康复外科护理在胡桃夹综合征患者围术期中的应用效果［J］.临床医学研究与实践，2021，6（4）：153-155.

［17］陈小春，刘晓梅，杨海燕，等.经皮血管内支架置入术治疗左髂静脉压迫综合征的护理［J］.基层医学论坛，2011，15（18）：539-540.

［18］马青，刘宗芬，孙波，等.髂静脉受压综合征合并急性下肢深静脉血栓形成的腔内治疗进展［J］.血管与腔内血管外科杂志，2023，9（6）：701-704，709.

［19］张伟，刘洪，赵渝.髂静脉压迫综合征的诊断与治疗［J］.中国实用外科杂志，2023，43（12）：1429-1431，1435.

［20］魏露，陈伟，熊智巍.髂静脉压迫综合征合并深静脉血栓形成介入手术治疗的围术期护理［J］.健康必读，2021（25）：217.

［21］盛丽英.血管内支架置入术治疗左髂静脉压迫综合征的围手术期护理研究［J］.实用临床护理学电子杂志，2021，6（29）：8-10.

［22］中华医学会外科学分会血管外科学组.下肢动脉硬化闭塞症诊治指南［J］.中华普通外科学文献（电子版），2016，10（1）：1-18.

［23］袁丁，赵纪春，王铁皓，等.下肢动脉硬化闭塞症最新指南解读及意义［J］.中国普外基础与临床杂志，2018，25（1）：25-31.

［24］STOFFELS A A， DE BRANDT J， MEYS R， et al. Short physical performance battery: response to pulmonary rehabilitation and minimal important difference estimates in patients with chronic obstructive pulmonary disease［J］. Arch Phys Med Rehabil，2021，102（12）：2377-2384.

［25］王厚生.急诊动脉切开取栓治疗急性下肢动脉栓塞的临床意义［J］.山东医学高等专科学校学报，2024，46（1）：55-56，52.

［26］玉磊. 外科介入治疗下肢动脉血栓的疗效观察［J］. 中国冶金工业医学杂志，2023，40（5）：571-572.

［27］黄鹤丽. 下肢动脉血栓介入治疗的护理进展［J］. 中国城乡企业卫生，2023，38（4）：33-35.

［28］李宇. 血管外科介入治疗下肢动脉血栓的效果分析［J］. 临床研究，2021，29（2）：103-104.

［29］王刚，管圣，唐加热克，等. 多发性大动脉炎的临床诊断及治疗进展［J］. 血管与腔内血管外科杂志，2023，9（7）：829-835.

［30］韩同磊，孙羽东，魏小龙，等. 多发性大动脉炎治疗的新进展［J］. 外科理论与实践，2020，25（1）：79-82.

［31］邢月浩，郭建明，谷涌泉. 多发性大动脉炎血管内介入治疗和开放手术现状［J］. 介入放射学杂志，2019，28（6）：599-602.

［32］唐雪. 31 例多发性大动脉炎患者的临床分析与护理［J］. 护理实践与研究，2016，13（17）：63-64.

［33］沈凤萍，宋金美. 急性血栓性肺动脉栓塞护理体会［J］. 浙江医学，2017，39（19）：1711-1712.

［34］翁锦. 经皮血管腔内支架成形术治疗主髂动脉闭塞症的结局及护理干预研究［J］. 中国全科医学，2013，16（27）：3234-3236.

［35］胡金凌. 肾动脉狭窄腔内血管介入治疗及护理［J］. 世界最新医学信息文摘（电子版），2013（26）：230-231.

［36］汪文翠. 大动脉炎所致肺动脉狭窄经皮介入治疗围手术期的护理［J］. 中国实用医药，2015，10（15）：212-214.

［37］张雨田，王红，冯彬彬，等. 雷诺综合征诊断及治疗进展［J］. 血管与腔内血管外科杂志，2020，6（5）：450-456.

［38］许雪清. 改良蓄暖护理工具在雷诺综合征患者非药物治疗中的应用研究［J］. 实用临床护理学电子杂志，2020，5（41）：111.

［39］刘启茂，泮飞虎，龚桂红. 前列地尔和阿司匹林联合硝苯地平治疗雷诺综合征的临床疗效观察［J］. 中国全科医学，2014（18）：2127-2129.

［40］汪海洋，张一凡. 雷诺综合征的诊治进展［J］. 重庆医学，2017，46（19）：2721-2724.

［41］段岭焕，杨晓艳，房庆华. 浅谈雷诺综合征的护理措施［J］. 世界最新医学信息文摘（电子版），2014（6）：203-204.

［42］刘晓兵，王冕，张杨.颈动脉体瘤外科手术规范专家共识［J］.血管与腔内血管外科杂志，2023，9（3）：257-264.

［43］潘曼，李海燕，邹秋红，等.颈动脉体瘤切除术围术期护理规范专家共识［J］.中国血管外科杂志（电子版），2023，15（3）：209-214.

［44］王超臣，赵志青.颈动脉体瘤的诊疗现状及进展［J］.上海医学，2022，45（10）：663-668.

［45］周旻，符伟国.Stanford B 型主动脉夹层诊断和治疗中国专家共识（2022版）［J］.中国血管外科杂志（电子版），2022，14（2）：119-130.

［46］袁千茹，王宝珠，马依彤.主动脉夹层病理病因及临床治疗的研究进展［J］.中国心血管杂志，2024，29（1）：85-89.

［47］中国医师协会心血管外科分会大血管外科专业委员会.主动脉夹层诊断与治疗规范中国专家共识［J］.中华胸心血管外科杂志，2017，33（11）：14.

［48］中华医学会整形外科分会血管瘤脉管畸形学组.血管瘤与脉管畸形诊疗指南（2024版）［J］.组织工程与重建外科，2024，20（1）：1-50.

［49］胡海地，冯勇，常青，等.股动脉瘤诊断和外科治疗（附81例报告）［J］.中国实用外科杂志，2009，29（12）：1030-1032.

［50］刘硕，陈忠，王盛，等.腘动脉瘤外科及腔内治疗19例报告［J］.中国实用外科杂志，2022，42（9）：1031-1035.

［51］王建国.15例腘动脉瘤的诊疗分析［D］.武汉：华中科技大学，2011.

［52］曹俊，胡国富，刘婷婷.15例动脉重建手术治疗腘动脉瘤的护理［J］.护理研究，2010，24（28）：2598-2599.

［53］李斯亭，李方达，郑月宏.肾动脉瘤外科治疗现状与进展［J］.血管与腔内血管外科杂志，2021，7（1）：86-89.

［54］梁刚柱，张韬，张杨.胸腹主动脉瘤内脏动脉分支重建专家共识［J］.血管与腔内血管外科杂志，2023，9（4）：385-394.

［55］赵纪春，陈熹阳.胸腹主动脉瘤的治疗进展［J］.中国血管外科杂志（电子版），2018，10（4）：227-232.

［56］王科学，阿效诚，邓长英.周围血管损伤的外科治疗［J］.中国修复重建外科杂志，2006，20（11）：1157-1158.

［57］余康敏，朱化刚，余昌俊，等.周围血管损伤190例分析［J］.实用医学杂志，2010，26（6）：1026-1027.

［58］张羽. 3 例爆震伤致开放性神经血管损伤患者的围手术期护理［J］. 当代护理人员（中旬刊），2020，27（5）：159-160.

［59］李育林. 肠系膜上动静脉瘘一例及文献复习［D］. 郑州：郑州大学，2019.

［60］林宏伟. 先天性动静脉瘘治疗的研究进展［J］. 医学综述，2011，17（4）：572-574.

［61］赵慧，侯鹏，梁志民，等. 肠系膜下动静脉瘘 1 例报告［J］. 感染、炎症、修复，2018，19（3）：184，188，193.

［62］罗遵伟. 脾动静脉瘘并发严重腹泻 1 例［J］. 现代消化及介入诊疗，2020，25（4）：556.